三三医书

三辑

裘庆元 辑

本草秘本三种

本草衍句
药征
药征续编

U0334872

中国中医药出版社
·北京·

图书在版编目（CIP）数据

本草秘本三种/裘庆元辑．—北京：中国中医药出版社，2019.5（2022.9重印）
（三三医书）
ISBN 978 - 7 - 5132 - 4452 - 7

Ⅰ．①本…　Ⅱ．①裘…　Ⅲ．①本草 - 汇编　Ⅳ．①R281

中国版本图书馆 CIP 数据核字（2017）第 237002 号

中国中医药出版社出版
北京经济技术开发区科创十三街 31 号院二区 8 号楼
邮政编码　100176
传真　010 - 64405721
河北新华第二印刷有限责任公司印刷
各地新华书店经销

开本 880×1230　1/32　印张 11　字数 205 千字
2019 年 5 月第 1 版　2022 年 9 月第 2 次印刷
书号　ISBN 978 - 7 - 5132 - 4452 - 7

定价　55.00 元
网址　www.cptcm.com

服务热线　010 - 64405510
购书热线　010 - 89535836
维权打假　010 - 64405753

微信服务号　zgzyycbs
微商城网址　https://kdt.im/LIdUGr
官方微博　http://e.weibo.com/cptcm
天猫旗舰店网址　https://zgzyycbs.tmall.com

如有印装质量问题请与本社出版部联系（010 - 64405510）

出版说明

近代著名医家裘庆元先生编辑的《三三医书》（又名《秘本医学丛书》），不仅保存了大量珍贵的中医孤本秘籍，而且所选书目多为家传秘本，疗效独特，简练实用，自1924年刊印以来，深受中医读者欢迎，对推动中医的发展起到了积极的作用。1998年中国中医药出版社组织有关专家、学者对此书重新进行了整理出版，使此书得以更广泛的传播，影响日增。

然而，美中不足的是，原著三大卷，洋洋近五百万字，卷帙浩繁，所收的99种书籍又都随意编排，没有分类，给读者阅读、研究带来极大不便。有鉴于此，我们又对原著重新进行了整理编排：

1. 根据原著所收99本书每本书的基本内容，按中医学科重新进行分类编排，分为《医经秘本四种》《伤寒秘本三种》《诊法秘本五种》《本草秘本三种》《方书秘本八种》《临证综合秘本五种》《温病秘本十四种》《内科秘本六种》《外伤科、皮科秘本九种》《妇科秘本三种》《儿科秘本二种》《咽喉口齿科秘本四种》《针灸、养生秘本三种》《医案秘本十五种》《医话医论秘本十五种》，共15册，改为大32开简装本，分别刊印，以满足更广大读者的需求。

2. 全书改为现代简体横排。每本书的整理仍以上海书店影印本为底本，以现存最早刻本、影印本或近期出版的铅印本为参校本。除系底本明显由刊刻、抄写等导致的错误，经核实确认后径改（不出注），以及因版式改动，某些方位词如"左""右"相应改为"上""下"外，目录根据套书内容做相应调整，其余基本忠实原著。原书刊印时为填补版面而增加的"补白""告白"之类也予以保留。

限于水平，加之时间仓促，整理编排难免有错漏，欢迎读者批评指正。挖掘整理出版优秀的中医古籍是我们的重要任务之一，我们将一如既往，继续努力，为传播、弘扬中医药文化、知识做出更大贡献。

中国中医药出版社

2018 年 3 月

内容提要

　　《三三医书·本草秘本三种》包括《本草衍句》《药征》《药征续编》等三部著作，主要论述了多种本草的起源、辨误、品质、功能主治等。

　　《本草衍句》对药物进行分类，并根据分类描述其主治、功用等。《药征》为日本医家东洞吉益所著。全书论药五十余品，每品分考征、互考、辨误、品考四项描述，拈仲景之证以征其用，辨诸氏之说以明其误。《药征续编》为日本医家东洞吉益的弟子邨井枕所著。本书在《药征》的基础上续征十品，附录七十二品，以辨古释今。

　　三部著作均易于诵读，实为中医学习者的案头必备书籍。

作者简介

裘庆元（1873—1948），浙江绍兴人，近代著名医家。16岁时进钱庄当学徒，因患肺病，遂发奋专攻中医学，并广收医籍秘本，造诣日深。后渐为人治病，每获良效，名声大振。

逢国内时局动荡，遇事远走东北，得识日本医界名士，获睹大量祖国珍本医籍，深慨祖国医籍散佚之多，乃有志于搜求。民国初年返绍，易名吉生，遂以医为业，以济世活人为己任。当时受外来文化影响，民族虚无主义思潮泛滥，中医药事业处于危急存亡之秋，先生毅然以复兴中医为己任，主持绍兴医药联合会，与何廉臣、曹炳章等创办《绍兴医药学报》，兼编《国医百家丛书》，并任绍郡医药研究社副社长。1929年废止中医事起，先生赴南京请愿，积极参加反对废止中医药的斗争。1923年迁居杭州，成立三三医社，出《三三医报》。先生深慨罕世之珍本秘籍，人多自秘，衡世之书，人难得见，叹曰："医书乃活人之书，何忍令其湮没，又何可令其秘而不传。"于是，或刊广告，或询社友，征救全国收藏之秘籍，得书千余种。乃精加选辑，于1924年刊《三三医书》，共3集，每集各33种，每书各撰提要，使读者一览而知全书概况。

后先生又精选珍贵孤本90种，于1935年复与世界书局商定，刊行《珍本医书集成》第一集。其第二、三集编目虽已确定，但因抗战爆发，被迫中止。

本草秘本三种

医书三三 总目录

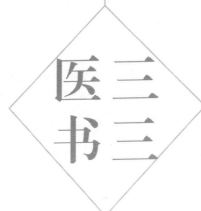

三三
医书

本草衍句

著者佚名

提要

  《本草衍句》一卷，为休宁金履升社友曩年录寄之稿也，未列著人姓氏。书系集诸本草而衍句之，易于诵读，为入门之阶梯。近来本草书实少佳本，诚如自序曰：《纲目》则病其烦，难于识诵，一经掩卷，则复茫然。如《药性赋》则病其略，记读无多，原委不清，主治不明。本书较《药性赋》则觉其烦，合《纲目》则未免略。然神而明之，引而伸之，烦略已得当矣。爰特刊行于世，以答金君高谊。

自序

　　本草家数最多，而烦减不一。其药味之减者，惟《神农本经》三百六十种。历代以来，踵事日增，至明之《纲目》多至千余，其烦极矣。然药味虽烦，而发明、主治详悉源流，集诸家之大成，汇众方之精义，诚医家之准绳也，但卷数烦多，难于识诵，一经掩卷，则复茫然。况下愚之资，何能识其万一。近开减易之门，如《珍珠囊药性赋》，句读无多，便于强识，减则减矣，而原委不清，证治不明，药不入于何经，治于何病也。凡药味各具一性情，各显数功效，治必多于数症，用不拘于一经，或在此则为专，或在彼而为使。其药味之相得，寒温之各殊，苟不洞悉其性情，焉能尽识其功效哉。愚不揣固陋，因集《本草》而衍句之，选诸注以辅以翼之，择古方之平易者又从而附隶之，朗若列眉，明如指掌，药不求多，寡堪敌众，辞务明晰，句不尚文，皆随其性情功效而敷衍成章，不敢妄增一字，因名之曰衍句。使吾孙有所持循，易于诵读，为入门之阶梯。较之《药性赋》则觉其烦，合之《纲目》未免太减，然自此神而明之，引而伸之，则不拘于烦减间也。

著者识

目录

药性草部（共一百四十三味）

甘草　黄芪　人参　沙参　荠苨　桔梗　葳蕤　知母　肉苁蓉　锁阳　天麻　白术　苍术　巴戟天　狗脊　远志　淫羊藿　元参　地榆　丹参　紫草　白头翁　白及　三七　黄连　胡黄连　黄芩　秦艽　柴胡　前胡　防风　独活　羌活　升麻　苦参　白鲜皮　延胡索　贝母　白茅根　龙胆草　细辛　白薇　白前　当归　川芎　蛇床子　藁本　白芷　白芍药　赤芍　牡丹皮　木香　高良姜　红豆蔻　草果　白蔻仁　砂仁　益智仁　肉豆蔻　破故纸　姜黄　郁金　莪术　荆三棱　香附　藿香　兰草　泽兰　香薷　荆芥　薄荷　紫苏　苏子　甘菊花　艾叶　茵陈蒿　青蒿　益母草　茺蔚子　夏枯草　旋覆花　红花　续断　牛蒡子　芦根　豨莶草　麻黄　木贼　灯心草　生地　熟地　怀牛膝　紫菀　麦冬　冬葵子　款冬花　地肤子　瞿麦　葶苈子　车前子　连翘　萹蓄　白蒺藜　沙苑蒺藜　海金沙　大黄　大戟　甘遂　常山　附子　白附子　南星　半夏　射干　芫花　菟丝子　五味子　覆盆子　使君子　马兜铃　牵牛　栝蒌　天花粉　葛根　天门冬　何首乌　萆薢　土茯苓　山豆根　威灵仙　防己　木通　通草　钩藤　金银花　天仙藤　泽泻

石菖蒲　蒲黄　海藻　石斛　骨碎补　马勃

药性木部　附果部 (共六十九味)

柏子仁　侧柏叶　肉桂　桂枝　辛夷　沉香　丁香　降真香　乌药　黄柏　厚朴　杜仲　海桐皮　川楝子　槐实　槐花　秦皮　桑白皮　桑叶　桑枝　桑寄生　枳实　枳壳　栀子　酸枣仁　山茱萸　金樱子　郁李仁　女贞子　南烛子　五加皮　枸杞子　地骨皮　蔓荆子　白茯苓赤苓、苓皮　茯神　心中木　琥珀　猪苓　竹叶　竹茹　竹沥　竹黄　杏仁　乌梅　桃仁　大枣　梨　木瓜　山楂　柿霜、蒂　陈皮　青皮橘核附　枇杷叶　胡桃　荔枝核　龙眼肉　槟榔　大腹皮　川椒　椒目　吴茱萸　甘蔗　莲子　莲心　莲须　莲藕　荷叶　荷鼻　芡实　荸荠

药性石部 (共九味)

伏龙肝　紫石英　石膏　滑石　赤石脂　代赭石　禹余粮　朴硝　元明粉

药性各部 (共十味)

火麻仁　苡仁　黑大豆　赤小豆　白扁豆　淡豆豉　神曲　红曲　麦芽　谷芽

药性菜部　附虫介部 (共二十四味)

韭菜　韭菜子　葱　薤白　白芥子　莱菔子　姜生、干、皮、炮黑姜　茴香　山药　百合　桑螵蛸　僵蚕　蚕砂　蝉蜕　蚯蚓　龙骨　穿山甲　龟板　鳖甲　牡蛎　石决明　五灵脂　夜明砂　燕窝

药性兽部　附人部 (共十一味)

阿胶　虎骨　犀角　羚羊角　鹿茸　鹿角胶、霜　鹿胶　猳鼠矢　发灰　童便　秋石　人中黄

补　遗

茜草　旱莲草　苍耳子　全蝎

十八反

《本草》明言十八反，逐一从头说与君。人参芍药与沙参，细辛元参及紫参，苦参丹参并前药，一见藜芦便杀人。白及白蔹并半夏，瓜蒌贝母五般真，莫见乌头与乌喙，逢之一反疾如神。大戟芫花并海藻，甘遂已上反甘草，若还吐蛊用翻肠，寻恒犯之都不好。蜜蜡莫与葱相睹，石决明休见云母，藜

芦莫使酒来浸，人若犯之都是苦。

十九畏

硫黄原是火之精，朴硝一见便烟消，水银莫与砒霜见，狼毒最怕密陀僧，巴豆性烈最为上，便与牵牛不顺情，丁香莫与郁金见，牙硝难合京三棱，川乌草乌不顺犀，人参又忌五灵脂，官桂善能调冷气，石脂相见便跷蹊。大抵修合看顺逆，炮煅炙煿要精微。

妊娠忌服

芫斑水蛭及虻虫，乌头附子配天雄，葛根水银并巴豆，牛膝苡仁与蜈蚣，三棱代赭芫花射，大戟蛇蜕黄雌雄，牙硝芒硝牡丹桂，槐花牵牛皂角同，半夏南星与通草，瞿麦干姜桃仁通，硼砂干漆蟹甲爪，地胆茅根都不中。

引经报使

小肠膀胱属太阳，藁本羌活是本乡，三焦胆与肝胞络，少阳厥阴柴胡强，大肠阳明并足胃，葛根白芷升麻当，太阴肺脉中焦起，白芷升麻葱白乡，脾经少与肺部异，升麻兼之白芷详，少阴心经独活主，肾经独活加桂良，通经用此药为使，岂能有病到膏肓。

十二经

太阳小肠足膀胱，阳明大肠足胃当，少阳三焦足胆配，太阴手肺足脾乡，少阴心经足为肾，厥阴包络足肝方。（心肝脾肺肾为脏，余者皆为腑）

十剂曰

宣可去壅，姜、橘之属。郁而不散者，用之如栀豉汤、瓜蒂散。

通可去滞，通草、防己之属。留而不行者，用之如五苓散、十枣汤。

补可去弱，人参、羊肉之属。气弱血弱者，用之如附子汤、理中汤。

泄可去闭，葶苈、大黄之属。闭而有余者，用之如陷胸汤、承气汤、抵当汤。

重可去怯，磁石、铁粉之属。气浮神志不定者，用之如龙骨牡蛎汤。

轻可去实，麻黄、葛根之属。气实腠理闭密者，用之如麻黄汤、葛根汤。

滑可去着，冬葵、榆皮之属。气着经涩、二便涩者，用之如猪胆导、蜜煎导。

涩可去脱，龙骨、牡蛎之属。气脱遗溺、遗精者，用之如石脂丸、桃花汤。

燥可去湿，桑白皮、赤豆之属。分上中下、表里，用之如麻黄连翘赤小豆汤。

湿可去枯，紫石英、白石英之属。气枯、血枯者，用之如黄连阿胶汤。

寒可去热，硝、黄之属，如白虎汤。

热可去寒，桂、附之属，如白通汤、四逆汤。

高士宗《用药大略》

凡药空通者转气机，如升麻、木通、乌药、防己、通草，皆属空通。藤蔓者走经脉，如银花、干葛、风藤、续断、寄生，皆属藤蔓。至于不必藤蔓而入血分之药，亦走经脉，如红花、当归、丹皮、秦艽、白芍之类。胸膈不和在两乳之上，则川贝、茜草、桔梗、麦冬、木通、栝蒌仁，主开胸痹；凡胃络与心包络不相通贯，致不能横行旁达者，此药亦主之。心气不交于肾，则桂枝、茯苓、枣仁、枸杞，可使心气归伏于下。肝气有余而内逆，则用元胡、青皮、灵脂、香附、白蒺藜之类以疏肝。凡药有刺而属金者，皆主伐肝，盖金能制风，金能平木，制风平木则所以伐肝也。肝气不足而内虚，则用山萸、五味、熟地、当归、白芍、木瓜之类以补肝，又水能生木，补肾则补肝，所谓虚则补其母也。黄芪助三焦之气，从经脉以达肌腠，若三焦内虚，不能从经脉而达肌腠者，必用之。白术补脾土，虚者必用之。类如山药、石斛、米仁、干姜、炙草，皆脾土药也；五味子、杜仲、破故纸、巴戟、熟地，皆补肾药也。阳气立而阴精不足，凡此可补，然缓着也。若肾精竭而阳无所附，又宜桂附以补阳。五脏调和，六腑无恙。或三焦火气有余，阳明燥气上炽，少阳相火妄动，则芩连栀柏，凡泻火、清凉皆可用也。若脏腑内虚而燥火上炎者，又当和其脏腑，或补泻兼施，不可专行凉泻矣。肺为五脏之长，受朝百脉，不宜有病。其咳嗽之症虽关于肺，而病根在于别脏、别腑，腑脏之气不循经上行，各上逆于肺而为咳也；若咳果在于肺，久久便为不治之症。而肺经之药，通变无窍，不可执一，如杏仁、桔梗、桑皮、芥子、麻黄、紫苏、葶苈，皆泻肺药也；百合、款冬、川贝、人参、五味，皆补肺药也；而补脾之药亦所以补肺，盖足太阴属脾土，手太阴属肺金，土能生金，故补脾即所以补肺也。凡发散毛窍、解肌出汗之药，皆所以泻肺。盖肺主皮毛，金能生水，实则泄其子，故皮毛汗出所以泻肺也。其病在骨，当用肾脏之药，桂附可用。其病在筋，当用肝脏之药，当归、芍药可用，及前补肝之药皆可用也。病在肌肉，当用补脾助土之药。病在经脉，当用心包络之药。病在皮毛，当用肺经之药，其药已载于前。意会而神明之可也。

本草衍句

著者失名

休宁金山农履升录存

绍兴裘庆元吉生校刊

甘草 味甘气平，三阴经药。炙则补中，生则泻火。补脾胃之不足，泻心火之有余。咽中疼痛，可获升散之功；腹里急缩，得收和缓之益。热药用之缓其热，庶无僭上之灾；寒药用之缓其寒，能免速下之害；协和诸药而不争，解除百毒而皆效。中满呕吐，病非所宜。藻遂戟芫，性实相反，然欲涌痰涎，十枣齐施。损除腹痛，芍药并重（得桔梗清咽喉，得大豆解百毒）。消除胸中积热，止茎中痛淋。

伤寒咽痛少阴症，甘草主之。用甘草二两，蜜水炙，水煎服。

舌肿塞口，不治杀人，甘草煎浓汤，热漱频吐。

肺痿多涎：肺痿吐涎汁，头眩，小便数而不嗽者，肺中冷也，甘草干姜汤温之，甘草炙。

肺热喉痛有热痰者，甘草桔梗入阿胶。

小儿尿血、遗尿：甘草一两，煎服。

黄芪 甘益元气，温劳伤。外行皮毛，温分肉而实腠理；中壮脾胃，去肌热而充皮肤。大风癞疾（去肌肉中之风毒），五痔鼠瘘（去肌肉中之湿毒）。生则固表，发汗止汗皆能；熟则补中，排脓止痛必用，为疮家之圣药。有补表之兼长，举下陷之虚阳（带下、崩中之症），实不固之卫气（盗汗、自汗要药）。伤寒尺脉不至者相宜，督脉阳维为病者并济（《经》云：阳维为病苦寒热，督脉为病脊强而厥。黄芪入手足太阴经，得当归能补血，得白术能补气，得防风相畏而相使，其功愈大）。但阳盛阴虚者，上焦热甚下焦虚寒者，病人多怒肝气不和及肺脉洪大者，并戒之。

胎动不安，腹痛下黄汁，黄芪、川芎各一两，糯米一合，煎服。

脾胃伏火，劳役不足之症，胃虚而成慢脾者，当于心经中以甘温补土之源，更于土中以甘寒泻火，以酸凉补金，使金旺火衰，风木自平矣。今立黄芪汤泻火补金益土，为神治之法。黄芪二钱，人参一钱，炙甘草五分，白芍五分，煎服。

人参 味甘补阳，微苦补阴。止渴生津，专益肺中元气；

安神定悸，用治多梦纷纭。喘虚咳兮自汗（病不属虚，脉洪实，喘、咳、自汗勿用），中暑中风兮脉虚。血弱必补其气，气生则血自濡（得羊肉则补形；得半夏治食入即吐；得苏木治产后发喘，乃血入肺窍危症也）。

离魂异疾：有人卧则觉身外一样，无别，但不语。盖人卧即魂归于肝，此由肝虚邪袭，魂不归舍，名曰离魂。用人参、赤茯苓、龙齿各一钱，煎服，调飞过朱砂末，睡时服。一夜一服，三夜后真者气爽，假者即化矣。

沙参 色白体轻专补肺气，微寒味淡兼益肾脾。肺痿、久嗽消火克以清金，肌热、欲眠止惊烦而养木（心火犯肺）。血阻于肺者，非此不清（《本经》云：积，主血积，是肺气逆上之血，故能清之）；寒客作嗽者，不可早用。疗胸痹，腹痛，皮肤游风（疮疥身痒）；除寒热血结（肺家失调之寒热），卒疝下坠（葛洪云：沙参主卒得之疝，小腹及阴中相引，痛如绞，自汗出，欲死，细末，酒调服。肺家气分中理血之药）。人参补五脏之阳，沙参补五脏之阴（得麦冬清肺热，得糯米补脾阴）。

荠苨 寒而利肺，甘而解毒。肾中之热为强中，消渴之后发痈肿。《千金》则有汤丸一药，兼解众毒（《千金方》治强中为病，茎长兴盛，不交精出。消渴之后发为痈疽，有荠苨丸、猪肾荠苨汤。此皆《本草》之所未及也）。

猪肾荠苨汤：猪肾一具，荠苨、石膏各三两，人参、茯苓、磁石、知母、葛根、黄芩、花粉、甘草各二两，黑大豆一升。

荠苨丸：大豆、茯神、磁石、花粉、熟地、骨皮、元参、石斛、鹿茸、人参、沉香、猪肚为丸。

桔梗（辛微温）　开提气血，表散寒邪。清利头目咽喉，能消胸膈滞气，通鼻中之窒塞，除胸胁之刺疼。喉痹咽痛为神，目赤舌疮并效。疗干嗽而少痰涎（干咳嗽乃痰火之邪郁于肺中，宜苦梗以开之），治肺痈以排脓血，下痢胀痛，腹满肠鸣（痢疾、腹痛乃肺金之气郁于大肠，亦宜桔梗以开之）。能载诸药而上行，复通天气于地道（得甘草能载引上行入肺，为舟楫之剂）。

胸满不痛：桔梗、枳壳煎服。

伤寒腹胀，阴阳不和也，桔梗半夏汤主之。桔梗、半夏、陈皮各三钱，姜五片。

少阴咽痛：少阴症二三日，咽痛者，可与甘草汤。不瘥者，与桔梗汤主之。桔梗一两，甘草二两，煎服。

口舌生疮方同上。如圣汤通治咽喉、口舌诸病，桔梗、甘草、荆芥、防风、连翘。

肺痈：咳嗽胸满，振寒脉数，咽干不渴，时出浊吐腥臭，久则吐脓如粳米粥者，桔梗汤。桔梗一两，甘草二两，吐脓血即瘥。

葳蕤（即玉竹，味甘平）　润肺止嗽，解渴除烦。用治湿毒风淫，可除茎寒腰痛，目眦赤烂泣出，中风暴热身强（不能动摇），风温自汗，痁疟劳伤。乃为中和之品，难比参芪之良（得石膏、干葛，治风温自汗身重、语言出难）。

知母　寒滑入大肠，苦辛走肺肾。上清肺金而泻火，下润肾燥而滋阴。消痰定喘止渴，安娠伤寒燥烦（烦出于肺，燥出于肾）；退阳明之实热，久疟下痢；疗有汗之骨蒸，肢体浮肿；为利便之使，喉中腥臭，滋化源之津。胃弱者非宜，阴虚者必慎（得麦冬清肺止渴，得大黄则能滋肾润燥，得人参治妊娠子烦）。知母本寒水之性，而兼秋金之气，犹水之知有母也，故名。土炎燥而皮毛热，可内资中土之燥，外清皮毛之热。若为补药即非。

肉苁蓉（甘微温）　助相火，补益劳伤；暖腰膝，坚强筋骨；除茎中寒热之痛（茎中者，精之道路也。精虚即有此痛，补精则痛自已。苁蓉象人之阴，而滋润黏腻，故能治前阴俱病）；养五脏精血之伤（五脏各有精，精足则能多子）。绝阳不兴、泄精、尿血、遗沥、绝阴不产、带下、阴痛、血崩。诚滋肾补精之药，有苁蓉和缓之名。易动大便，滑泻宜停（入足少阴经，周慎斋云：苁蓉补肾之阴，得菟丝补肾之阳，二者同用，能生精补阳）。

色欲过度，似淋非淋，溺短而数，茎中痛甚，与淋闭之治不同，宜肉苁蓉、淫羊藿、生杜仲为主，佐以白蜜、羊脂之类，效。

锁阳 补阴益精，养筋润燥。治痿弱，滑大肠。便闭者宜之，不燥者勿用（功与苁蓉相近）。

天麻（辛温） 入肝经之气分，通血脉以疏痰。治风虚头痛、眩连（头旋眼黑），疗小儿惊痫拘挛、麻痹不仁、语言謇涩。利腰膝以强筋，驱湿痹而开窍。有自内达外之功，息肝木诸风之疾（久服天麻，遍身发出红丹者，是其祛风之验）。血液衰少、类中则忌（得川芎则补肝，得白术则去湿）。

天麻在土，周环十二子如十二辰，以辅皇极。味甘气平，主补中土，便从中土以通十二经。今人认为风药，但品味甚优，误用无害。

白术 苦能燥湿，甘善和中。健脾胃而进食，止呕吐而安胎，逐水生津。除腹中之胀满冷痛，消痰止泻，疗女人之气块癥瘕。目不能开是胃弱，倦而嗜卧在脾虚。利滞血于腰脐，调逆气于冲脉（冲脉为病，逆气里急脐腹痛）。发汗、止汗与黄芪同功，补气、补血较人参无异（得枳实能涤饮消痞）。

妇人肌热血虚者，乏力伽散。用白术、白云苓、白芍药各一两，甘草半两，为散，姜枣煎服。

牙齿日长难食，名髓溢病。白术煎汤，漱服取效，即愈也。

苍术 味辛而烈，健胃安脾；性温而燥，除痰去湿。散身面之大风，逐巢囊之痰饮，发汗除眩，宽胸中狭窄，消谷。治痿及滑泻肠风，避恶气而消水肿，解诸郁而升胃阳。脾湿下流可止浊带，雄壮上行能安太阴（东垣云：上能除湿，下安太阴，使邪气不传入脾也。得防风即发汗，得黄柏则胜湿，治湿热脚气，得香附快中下二焦之气，得山栀解本性之燥）。

食生米：因食生熟物留滞肠胃，遂至生虫，久即好食生米，否则终日不药，至憔悴痿黄，不思饮食，以害其生。用苍术为末，蒸饼为丸，米饮下，日三服。

脐虫怪疾：腹中如铁石，脐中水出，旋变作虫，行绕身匝，痒难忍，拨扫不尽。用苍术煎汤浴之，仍以苍术末入麝少许服。

巴戟天（甘辛微温） 入肾经之血分。去头面之游风，阴痿不起，强筋安脏，小腹引痛（小腹及阴中相引痛），梦泄遗精。补血海而疗脚气，去风湿而益劳伤。肾脏虚寒要药，相火炽盛勿尝（得纯阴药有既济之功）。

狗脊 苦以坚肾（即能健骨），甘以强肝（即能续筋）。除寒湿之周痹，利俯仰之机关（凡邪气之在骨节间者皆能治之）。男子脚弱腰痛失溺不节，女人伤中节重，冲任虚寒（得鹿茸、白蔹治白带冲任虚寒，得川乌、草薢治诸风。凡兽之中，惟狗狡捷，而此药似之，故能入筋骨机关之际，去其凝滞寒湿之气，强健利捷也）。

固精强骨：狗脊、远志肉、茯神、当归身为末，和丸酒服。

远志（苦温） 下通肾气（为肾经本药），上达心经（又为心经气分之药，心火能生脾土，心气盛则脾亦和，故又能补中焦之气也）。力能聪耳明目，功专强志益精。健忘惊悸，安魂魄而不迷，利窍，奔豚（辛香疏达能辟秽通窍，痹积肾曰奔豚），消痈肿之初生（从七情之郁而得，皆辛以散之，苦以泄之也。得茯苓入肾通阳，得枣仁通心安神）。

乳吹：肿者，痛。远志焙研，酒服二钱，以滓傅之。

一切痈疽：远志酒治一切痈疽、发背、疖毒，恶喉熳大有死血。阴毒在中则不痛，傅之即痛；有忧怒等气积怒攻痛，可不傅，忍之即不痛；或蕴热在内，热迫人手不可近，傅之则清凉；或气虚冷溃而不敛，傅之则敛。

淫羊藿（甘温） 益精气，坚筋骨，入肝肾，补命门。阴痿茎痛，四肢不仁（真阳不足者宜之，得无灰酒浸，治偏风皮肤不仁）。

元参 色黑属肾，味苦微寒。领胸中氤氲之气，肃清而不浊；散无根浮游之火，壮水以制阳；明目益精，利咽通便。伤寒身热，狂邪忽忽不知人；温疟寒热，往来洒洒时发颤。散项下结核痈瘤（皆火气凝结之疾）；疗女人产乳余疾（产后血亏，冲脉之火易动，清血中之火，诸疾平矣）。**烦渴发斑之圣剂，喉痹咽痛之良方**（得甘草、桔梗止咽痛，得牡蛎、贝母治瘰疬。时珍云：肾受伤，真阴失守，孤阳无根发为火病，当以元参为圣药。徐氏云：产后血脱即阴衰，而火无所制，又不可以寒凉药折之，气血未静，又不能纳峻补之剂，惟元参清火而带微补，用之最为的当）。

赤眼贯瞳：元参为末，以米泔煮猪肝食之。

发斑咽痛：元参升麻汤主之，元参、升麻、甘草煎服之。

急喉风痹：不拘大人小儿，元参、牛蒡子炒，半生半熟，为末，新水煎服，立愈。

地榆　沉寒酸涩，断下多功。除下焦之血热，止吐衄之崩中。**肠风、血痢、疳痢殊效**（热痢可用，倘虚寒之人及水泻白痢，未可轻使），**恶肉、热疮、金疮可用**（诸疮痛者加地榆，痒者加黄芩。若止血取上截炒用，其梢则能行血）。

结阴下血，腹痛不已，地榆、甘草，入砂仁四枚煎服。

丹参　色赤味苦，气降和平。主妇人之血分，入包络与心经。安生胎兮落死胎，癥瘕积聚；去宿血兮生新血，带下山崩。**治足软与痛痹**（治软脚可逐奔马，又名奔马草），**调经脉以匀停，心烦目赤，腹满肠鸣**（能逐心腹之邪，心与脾不和故肠鸣，幽幽如走水）。**药为女科之要，功兼四物之能**（得山楂炭、益母草清产后恶血、发热。冯氏云：清心除热宜用生，养心血止心痛宜猪心血拌炒用，和心阴调心气宜蜜酒拌炒用）。

寒疝腹痛：小腹阴中相引痛，自汗欲死，用丹参末二钱，酒服。

紫草 活血凉血，入厥阴之经（心包、肝），利窍通便解热毒之药。气实者，能滑大肠；脾虚者，勿犯寒性（痘疮欲出未出，血热毒盛者及已出而色紫、便闭，皆可用）。

白头翁 苦能坚肾，寒能凉血，入阳明二经（胃、大肠）。治热毒血痢（紫血、鲜血），温疟阳狂，齿痛可愈，秃疮阴疝（用根捣敷，阴疝偏坠、小儿秃疮皆用），鼻衄齐施（得秦皮、黄连、黄柏治厥阴热利，皆清热解毒之功。产后利虚极者，加甘草、阿胶）。

白及（苦平） 性涩而收，秋金主令。善止肺经吐血，能填本脏损伤（主治金疮痈毒，得黄绢、丹皮能补胕损）。

三七 止血散血，化瘀血于淋漓；金伤杖伤，消扑伤之青肿（味甘苦，入足阳明厥阴经，得生地、阿胶治吐血捷效）。

黄连 味多苦燥，性大寒凉。专泻心脏火邪（心属火，即为泻心之药而反能补心，何也？苦为味之正，泻之所以补之也，泻邪火而真火自安），痞满消渴（仲景泻心汤皆用之）；能去中焦湿热（湿热乃水火相乱之病，凡去湿者必增热，除热者必不能去湿，惟黄连一举两得），调胃厚肠。镇肝凉血，阴户肿痛要药（除湿热在下之药）；开郁燥湿，肠澼泻痢良方（除湿热在中之病）。恶心心积（恶心郁热在中焦，中焦兀兀欲吐，心积曰伏梁），目痛眦伤（除湿热在上之病）。定惊止汗，消恶血于心窍；杀虫解毒，止痛痒之疮疡（得枳实泻痞满，得乌梅、川椒则安蛔，得木香治滞下，得官桂少许能交心肾于顷刻）。

小儿口疳：黄连、芦荟等分为末，蜜汤入服五分。

走马疳：入蟾灰等分，青黛减半，麝香少许。

小儿食土：取好黄连汁搜之，晒干与食。

胡黄连　性味相似，同益肝胆。主妇人之胎蒸，骨蒸劳热；治小儿之血痢，久利成疳；去果子之积，安腹中之蛔（得山栀、猪胆治伤寒劳复，得川连、朱砂、猪胆治肌热疳疾）。

小儿疳热肚胀，潮热发黑，不可用大黄、黄芩伤胃之药，恐生别症。以胡黄连五钱，五灵脂一两为末，雄猪胆汁丸米饮下。

黄芩　味苦气寒，可升可降。泻肺经实火（为肺经气分药），利气消痰；除脾家湿热（又为手足阳明药，能泻大肠火），血痢腹痛（腹痛而脉数者可用，里无热症者不可用）。寒热往来，解在肌之风热；头疼嗽逆，理目赤之肿疼。善养阴以退阳，能安胎而解渴。去上部之积血，黄疸五淋；滋膀胱之化源，肺痿喉腥（得白术、砂仁能安胎，得黄连、白芍治上焦积热，得厚朴、黄连治腹痛，得芍药治下痢，得桑皮泻肺火，得柴胡退寒热，得猪胆汁除肝胆火）。

崩中下血：黄芩为末，霹雳酒下，以秤锤烧赤，淬酒中也。许学士云：药，崩中多用止血及补血药，此方乃治阳乘于阴，谓天暑地热，经水沸溢者也。

灸疮血出，一人灸至五壮，血出不止，为尿，手冷欲绝，以酒炒黄芩二钱酒服，即止。

黄芩内空腐清肠胃之热，外肌皮清肌表之热，有彻内彻外之功。必审其内外皆热，原本壮实，胃气不虚，外不涉于毫毛，内不涉于经脉，方用。若泛用之，则种祸不知几许矣。

秦艽 辛善散风，苦能燥湿。去肠胃之热，益肝胆之气，养血荣筋。风寒湿痹，劳热骨蒸，通身挛急，酒毒，肠风，黄疸并治。风药中之润品，散药中之补剂（得独活、桂心治产后中风）。

急劳烦热，身体酸疼，用秦艽、柴胡一两，甘草为末，白汤下。

小儿骨蒸潮热，方用同上。

柴胡 味苦微寒，气薄而升。举清气之下陷，引胃气以上行，宣畅气血，散结调经（《本经》云：去肠胃中滞气，饮食积聚。徐注：谓气味轻清，能于顽土中疏理滞气，以其为肠胃之药，故能疏肠胃之滞气、滞物也），**退百病之邪热**（伤寒心下烦热，痰热结实，往来寒热，早晨潮热，胎前产后俱热，伤寒余热，小儿骨热，虚劳发热，下痢积热皆用），**解表里于和平。胸痞胁痛，口苦耳鸣，若夫热入血室，邪客胸膺**（胸痛胆瘅，痰实结胸），**头眩目赤，气聚血凝。为疟疾之要药，理肥气之未清**（肝积曰肥气。入经达气，入络和血，升不止乎巅顶，散不达乎皮毛，故入胆而合其无出无入之性，得益气药即能升阳，得清气药则能散邪）。

前胡　性阴而降，长于下气消痰；味辛而甘，功专散风畅肺。利胸膈之痞满，哮喘嗽频；清肺经之热邪，风寒头痛（入手足太阴经、阳明经，得桔梗治痰热咳逆）。

防风（甘温）　　治风去湿，泻肺搜肝，而主太阳之经（凡太阳头痛、项强、背痛、头眩、周身骨节痛，皆用之），引行脾胃之药（东垣云：若补脾胃，非此引用不能行，用其于土中泻木也），散头目中滞气，除经络间湿留，驱周身之风邪，主上部之见血（防风为风药之润剂，又为风药统领也。其性柔淫，无所不入，随主药而走经，得葱白通行周身，得泽泻、藁本疗风湿，得归、芍、阳起石、禹余粮疗妇人子脏风冷）。

破伤中风，牙关紧闭，南星、防风，童便煎服。

妇人崩中：独圣散。用防风炙，为末，以麦面糊丸，酒调下，更以面糊酒投之，此药累经效验。一方加黑蒲黄等分服。

独活（辛苦温）　理肾间之伏风，目眩头痛；除两足之湿痹，痉痫奔豚（肾积曰奔豚，风湿客于肾经所致。得细辛治少阴头痛，头晕目眩，非此不能除）。

羌活　性温，气雄。行太阳，贯督脉（肾脉为病，脊强为厥），透关利节，泄肝气搜肝风，散肌表八风之邪，除周身百节之痛。风湿相搏，有却乱反正之功；头痛脊强，为善理游风之药（得川芎治太阳、少阴头痛，得当归能利劳伤、骨节酸痛）。

产肠脱出：羌活二两，酒煎服。

睛垂至鼻，如黑角塞，痛不可忍，或时时大便血出，病名肝胀，用羌活煎汁服。

升麻　发散阳明表邪，升提胃中清气。引行脾胃之经（若补脾胃用此引经最要），助补甘温之药（能引甘温上行，以补胃气之散，而实其表），散火郁于阴中（升阳发火郁，能升阳气于至阴之下），缓带脉之急缩。去皮肤之风，痘疮斑疹；解肌肉之热，泻痢带崩。牙根浮烂，蛊毒鬼精，喉痛，脱肛，兼时气之毒厉，本经头痛及小儿之痫惊。虚阳下陷者相宜，下元虚弱者切忌（味辛，入手阳明、手太阴、足太阴经。火在上，非升不散；气下陷，非升不举。惟东垣善用之。得葱白散手阳明之风邪，得石膏止阳明齿痛，得柴胡引生气上升，得葛根发阳明之汗）。

豌豆斑疮，比岁病天行发斑疮，头面及身须臾周匝，状如火烧疮，皆载白浆，随决随生，不治，数日必死。瘥后瘢黯，弥岁方减，此恶毒之气所为。云：晋元帝时，此病自西北流起，名虏疮。以蜜煎升麻，时时食之，并以水煮升麻，绵沾拭洗之。胃热齿痛，升麻煎汤，热漱咽之；解毒，或加生地。

口舌生疮：升麻一两，黄连三分为末，绵裹含咽之。

高士宗云：升麻升提之药。今人遇元气虚脱之症，每用升麻，欲提之使上。岂知升麻具升转周遍之功，初病发散可用，若里虚气陷，当补益其元，助之使上，不可升提，升提则上下离脱，即便死矣。

苦参 沉阴大寒。杀虫去湿。治赤癞、眉脱之大风，主热毒肠澼之血痢。虽云有补肾益阴之功（为肾经君药），难施于火衰精冷之疾（得枳壳治风癞毒热）。

白鲜皮 味苦性燥，气寒善行。除脾胃、大肠湿热，疗诸黄、风痹、疥疮（主治风湿痛痹。鼠瘘已破者，服之最效。《本经》云：治女人阴中肿痛，产后余痛）。

产后中风人虚，不可服他药者，一物白鲜皮汤，新汲水煎服。

延胡索 味辛而苦，性温而行。调妇人之经脉，破腹内之癥瘕。或心痛而欲死，或血晕而不醒。能行血中气滞、气中血凝，通利小肠、肾气，专入太、厥阴经（时珍曰：入手足太阴、厥阴四经，盖活血化气第一品药也。一人遍身作痛不可忍，是气血凝滞所致，用延胡索、当归、肉桂而止。得金铃子治热厥心痛，得茴香治小儿盘肠）。

贝母 辛解肺郁（为肺经气分药），苦泻心烦。散胸中结实之气，治虚劳嗽逆之痰，润心肺，除烦热，下胞胎，理产难。瘿瘤人面（人面疮收口最效），金疮乳岩，咯血、吐血而不止，肺痈、肺痿而难堪（《本经》用治伤寒、烦热、淋沥、喉闭、乳岩，大都散结除热之功。诸郁之症，功专润肺化痰。得桔梗能下气，得白芷消便痈）。

忧郁不伸，胸膈不宽，贝母去心，姜炒，研，姜汁面丸，征士锁甲煎汤下。

化痰降气，止咳解郁，消食除胀有奇效，用贝母去心一两，制厚朴五钱，蜜丸白汤下。

白茅根 益气补中，除客热而逐恶，通淋利水（古方多用疗淋沥，利小水治水肿）。疗吐衄之劳伤（吐血、衄血除恶血，血闭、血崩通经血），喘急哕逆（肺热则喘急，伏热在胃即呃逆），消渴疸黄，兼能解酒之毒，足征微物之良（味甘气寒，功专除热止血。得猪肉治黄汗，得枇杷叶治冷脘）。

温病热哕：乃伏热在胃，令人胸满，即气逆，逆即哕；或大下，胃中虚冷，亦至哕也。茅根切、葛根切各半斤，水煎服。

反胃上气，食入即吐，茅根、芦根煎服。

小便出血：茅根煎汤饮之。

鼻衄不止：茅根为末，米泔水煎服二钱。

龙胆草 味涩苦寒，气沉阴下。能泻肝胆火邪（益肝胆气，泻即所以益之也），蠲除下部风湿（脐下至足肿痛者，宜用之）。退骨间之伏热，温热时行；去目中之发黄，疸黄毒痢。用疗惊痫邪气（肝火犯心之邪），可杀肠中小虫。寒湿脚气下行，与防己同功；胬肉赤睛上佐，以柴胡为主（功专清热去湿，得柴胡治目疾，得苍耳治耳中诸实症）。

谷疸劳疸：谷疸因食而得，劳疸因劳而得。用胆草、苦参各三两为末，牛胆汁和丸。劳疸加栀子三七枚，以猪胆汁和丸。

一切盗汗：妇人、小儿，一切盗汗，又治伤寒后盗汗不止。胆草研末，每服一钱，猪胆汁数点，入温酒少许调服。

眼中漏脓：胆草、当归为末，温水服。

细辛 辛散浮热，温表邪寒。润肾燥以泻肺（肾苦燥，辛以润之，辛能泻肺），益胆气而补肝（辛以补之），止诸阳之头痛，除少阴之伤寒（能发少阴之汗）。九窍通利（散诸窍之风），百节拘挛（风湿痹痛）；温阴经水气散（水停心下不行，辛能行水气），止咳逆痰饮安；兼治口臭口疮，鼻渊鼻息（不闻香臭，鼻中息肉），目泣耳聋（眼风泣下），喉痹齿䘌；头面风痛如神，皮风湿痒亦妙。上引心经，下疗督脉（肾脉为病，脊强而厥）。少用则病除，多犯令气塞（若过一钱则气塞闷不通而死，虽死无伤。得黄连治口疮齿䘌，得决明、鲤鱼胆、青羊肝疗目病）。

口舌生疮：细辛、黄连为末掺之，漱涎甚效。

鼻中息肉：细辛末时时吹之。

白薇 清热利阴，安中益气。入阳明之经，为冲任之使。中风身热，支满温疟，寒热酸痹（痹痛也）。疗男子之痉症，风温灼热汗多（《活人书》治风温自汗，身重烦热，语言不出，葳蕤汤中用之）；治妇人之伤中，热淋遗尿血厥（血厥症，忽然如死，默不知人，目闭口噤，移时方寤，因失血、产后得之者多。此泄汗过多，血气并于阳，独上而不下，气塞而不行。《本事方》治以白薇汤。胎前、产后遗尿，《千金方》以白薇散。河间所谓热甚溺孔郁结，神无所依，不能收禁之意也。得桂枝、石膏、竹茹治胎前虚烦呕逆。得人参、当归、甘草治产后血厥昏冒，即白薇汤）。

妇人遗尿，不拘胎前、产后，用白薇、芍药各一两，为末，酒服。

血淋、热淋方用同上。

　　白前（辛微温）　　降气下痰。肺经壅实之症，咳逆胀满，喉内水鸡之声（得桔梗、桑皮治咳嗽吐血）。

　　久咳上气体肿，短气胀满，昼夜倚壁不得卧，恒作水鸡声者，白前汤主之。白前二两，紫菀、半夏各三两，大戟七合，煎一宿服，忌羊肉。

　　当归　和血补血，辛温甘温，润泽肠胃，散寒助心。为血中之气药，入太、少于厥阴（心、肝、脾三经血分药）。温中，止心腹之痛；养营，疗肢节之疼。虚劳寒热，咳逆气贲，诚血家之要品，补不足于妇人；温疟热痢，止痛排脓，兼为冲、带之脉病（冲脉为病，腹痛、气逆、里急；带脉为病，腹痛、腰溶溶如坐水中），各使气血而归真（得人参、黄芪则补气生血，同牵牛、大黄则行气破血，得桂、附、茱萸则热，得大黄、芒硝即寒）。

　　血虚发热：当归补血汤治肌热、燥热，因渴引饮，目赤面红，昼夜不息，其脉洪大而虚，重按全无力，此血虚之候也。得于饥困劳役，症似白虎，但脉不长，实为异耳。若误服白虎即死，宜此主之。当归酒洗二钱，绵黄芪炙一两，作一服，水煎温服，日再服。

　　川芎（辛温）　　上行头目，下通血海（冲为血海），总解诸郁，直达三焦。为通血气之使用，助清阳之妙。润燥补肝，通调经脉。治湿泻而为良（时珍曰：予治湿泻，每用川芎、麦曲，其应如响。血痢已通不止者，乃阴亏气郁，用川芎为佐，气行血调，其病立止)，**诸头痛之必要，温中散寒，主诸风之掉眩，血闭无子，破癥结之宿积。非为久服之药，常存暴亡之戒**(得细辛疗金疮止痛，得牡蛎疗头风，得犀角去痰清目，得腊茶治产后头风，得乌药疗气厥头痛，得天麻治肝虚内风上淫。东垣曰：肝虚头痛，用川芎、天麻以补之)。

妇人产后乳悬：妇人产后，两乳忽长细如肠，垂过小肚，痛不可忍，危亡须臾，名曰乳悬。将川芎、当归各一斤，以半斤锉散，于瓦石器内用水浓煎，不拘多少，频服；仍以一斤半锉块，于病人床下烧烟，令将口鼻吸烟，用尽未愈，再作一料；以蓖麻子一粒贴其顶心，上即愈。

蛇床子（苦平）　祛风燥湿，强阳益阴，暖虚寒之子脏，补右肾于命门。阴痿湿痒、阴户肿疼（皆下体湿毒之病也），产门不闭而下脱（产后阴脱，绢盛蛇床子炒热熨之），大风作痒而浴身，腰酸膝痛，湿癣疮淫。不独补助男子，而又有益妇人（妇人无子最宜久服，得五味、菟丝疗阳痿，得乌梅治产后阴脱，得苦参、吴萸洗阴痒效）。

产后阴脱：绢盛蛇床子蒸热熨之。又法：蛇床子五两，乌梅十四个，煎水洗，日五六次。

妇人阴痛，方用同上。

藁本　专主头风，辛温雄壮。止本经之头痛（乃太阳经风药，寒气郁于本经头痛必用），疗督脉之脊强，大寒犯脑，痛齿颊，雾露中人，邪在膈上，主妇人之疝瘕、阴寒急痛（阴中肿痛，腹中急痛），引诸药于巅顶，胃风泻恙（夏英公病泻以虚治，不效。霍翁曰：此风客于胃也，饮以藁本汤而止，能去风湿故耳。得木香治雾露之邪中于上焦。得白芷疗风湿，可作面脂）。

白芷 辛散阳明之风，温除肠胃之湿，芳香通窍，色白入肺。头痛及于眉棱，眼昏同于目泪，皮肤燥痒，面䵟瘢疵。排脓止痛疗带漏兮痈疽（带下、漏胎、崩漏），活血生肌治肠风兮疥痔。齿痛鼻渊，蛇伤斧斫。药不离乎三经（头目眉齿诸病，三经之风热也；漏带痈疽诸病，三经之湿热也），方用选于百一（王璆《百一选方》用白芷一味为丸，茶清、荆芥汤下，名都梁丸。治头风眩晕，女人胎前产后，伤风头痛，血风头痛皆效。戴氏云：头痛挟热，头生磊块者服之甚宜。得土贝、瓜蒌治乳痈，得辛夷、细辛治鼻病，得桑叶、红蜀葵根排脓，得椿根皮、黄柏治妇人湿热带下）。

眉棱骨痛属风热与痰，白芷、黄芩为末，清茶调下。

毒蛇伤螫：以新汲水调白芷末灌之。又，白芷末入胆草、白矾、麝香少许搽之，恶水涌出，一月平复。

白芍药 酸能敛肝，甘善缓中。固腠理而益营，泻肝安肺；敛阴气而退热，收胃扶脾。止腹中之急痛（肝气乘脾即痛，敛肝气则痛除），**散恶安胎**；治泻痢于后重，鼻衄目涩，心痞胁痛；**兼疗带脉与阳维**（带脉为病，苦腹痛满，腰溶溶如坐水中。阳维病，苦寒热），**血闭疝瘕**（皆肝邪凝滞结聚之病），**通用胎前同产后**（白芍乃养肝之圣药，又益脾阴，能土中泻木。得人参益脾气，得当归补血，得白术补脾，得川芎补肝）。

腹中虚痛：白芍三钱，炙甘草一钱。夏月加黄芩五分，恶寒加肉桂一钱，冬月大寒再加桂一钱，水煎服。

崩中下血，小腹痛甚者，炒白芍、炒柏叶，酒服。

经水不止：白芍、香附、熟艾叶，煎服。

血崩带下：赤芍、香附为末，盐水少许煎服。

赤芍 主治略同，补泻则异。专于散邪行血，尤善利水平肝。

牡丹皮 寒泻阴中伏火，苦入肝肾心胞（四经血分伏热）。和血凉血而生新，惊痫瘛疭（皆肝气所发之疾）；吐血衄血而散瘀，劳气中风。退无汗之骨蒸（地骨皮退有汗之骨蒸），通经脉之滞痛。下胞胎，治神志不足（神不足者属心，志不足者属肾）；除烦热，逐相火有余（李东垣云：心虚肠胃积热，心火炽甚，心气不足者，以之为君。后人专以黄柏治相火，又不知丹皮之功更胜。得四物汤治无汗之骨蒸。四物汤：熟地黄、当归、白芍、川芎）。

木香（辛温）　通行三焦，升降气郁。和胃实肠，疏肝泻肺，降九种之心疼，疗积年之冷气。呕逆痃癖，霍乱泻痢。大肠气滞而后重，膀胱不化而淋闭（谓气滞而不运化也，又能通其气于小肠也）。消痈肿之毒，决壅安胎；御雾露之邪，健脾化食。治冲脉之为病，苦逆气于里急（功专调气散滞。得黄连治滞下，得槟榔治下焦气滞，得橘皮、肉果、生姜治腹间滞塞冷气，功效捷速。煨熟者实大肠）。

小儿阴肿：小儿阳明经风热湿气相搏，阴茎无故肿或痛缩，宜宽此一经自愈，木香、枳壳麸炒钱半，炙甘草二钱，水煎服。

高良姜　辛散腹内寒邪，热除胃中冷痛。下气温中，健脾消食。治瘴疟反胃恶心，除霍乱转筋泻痢。胃寒噫逆者相宜（杨氏云：噫逆胃寒者，良姜为要药，人参、茯苓佐之，为其温胃散解胃中风邪也），实热腹痛者切忌（得茯苓治胃寒噫逆，得粳米治霍乱腹痛）。

心口痛方：凡男女心口一点痛者，乃胃脘有滞，或有虫也。多因怒及受寒而起，遂至终身，俗言心气痛者，非也。用高良姜酒洗焙研，香附子醋浸焙，各记收之。病因寒得，用姜末二钱，附末一钱。因怒得，附末二钱，姜末一钱。寒怒兼有，各钱半，以米饮加入生姜汁一匙，盐一捻服之，立止。

红豆蔻　醒脾温肺，燥湿散寒。肠虚水泻腹痛，霍乱反胃呕酸（东垣云：脾胃药中常用之，取其消食之功耳）。

草果 燥湿祛寒，下气开郁。入太阴与阳明，暖脾胃而化食。寒邪客于胃口，冷痛吐酸；痰饮结于膈间，寒疟泻痢。止霍乱痞满，解酒毒口气（口中臭气）。性热反能动脾，辛香多致伤肺（时珍曰：过多能助脾热，伤肺损目。与知母同用治瘴疟寒热，取其一阴一阳无偏胜之害。盖草果治太阴独胜之寒，知母治阳明独胜之热也。主治寒热郁滞，得知母治瘴疟，得乌梅截疟，得木瓜、曲疗中虚恶谷）。

白蔻仁（辛温） 流行三焦，温暖脾胃，能消能磨，除寒燥湿。散肺中之滞气（入肺经，别有清高之气），进食宽胸；去腹痛之感寒，呕吐反胃。赤眼暴发，退目中之红筋；酒积可除，治脾虚之疟疾（得砂仁、甘草治小儿吐乳，得砂仁、丁香、猬皮治反胃）。

产后呃逆：白豆蔻、丁香各五钱，研细末，桃仁汤服一钱，少顷再服。

砂仁 辛温润肾，快气调中，香窜醒脾，利胃补肺。引诸药归宿丹田（地黄用之拌蒸，取其能下达也。《经疏》云：肾虚气不归元，用为向导，殆胜桂附热药为害），行一切腹中滞气。霍乱奔豚，呕吐泻痢。治腹痛，除痞满，醒酒安胎；疗噎膈，止带崩，祛痰化食；消骨鲠之铜铁，散浮热于喉齿（功专消食散滞，得白术、条芩能安胎）。

遍身肿满，阴亦肿者，用缩砂仁，土狗一个，等分研和，老酒服。

子痫昏冒：砂仁和皮炒黑，热酒调下二钱。不饮酒者，米饮下。此方安胎止痛皆效，不可尽述。

妊娠胎动：偶因所触，或跌坠伤损，致胎不安，痛不可忍者，砂仁炒去皮，用仁，捣研，服二钱，热酒下，须臾觉腹中胎动极热即安矣，神效。

益智仁（辛温）　本为脾药，兼入肾经。开发郁结，固气涩精。能补命门三焦，阳行阴退；专主君相二火，母益子生（心为脾母，土中益火，火能生土也，故进食药中多用之也）。敛摄脾肾，滑沥带崩。大寒犯胃而多吐（脾主统摄痰涎，肾主吐），小便余溺而频行（功专遗浊缩小便，得乌药治小便频数）。

肉豆蔻　调中下气，暖胃涩肠，祛痰消食，性温味香。治积冷心腹之胀痛，疗小儿吐泻之乳伤，脾虚滑痢（初起忌用），解酒为良（功专暖脾胃固大肠，得木香、附子治久泻不止者）。

破故纸（又名补骨脂）．辛入心包，温补命门。能使二火相通，用与阳事；善暖丹田元气，收敛精神。精流肾冷，囊湿尿频（能缩小便，治遗尿也）。止肾虚之泄泻，疗腰膝之冷疼。劳伤男子（五劳七伤，骨髓伤败），血气妇人（妇人之血脱气陷，亦犹男子之肾冷精流。得菟丝子治下元虚惫，得杜仲、胡桃治肾虚腰痛，得茯苓、没药能安心补肾，得茴香治小便无度、茎举，得肉果治脾肾虚泄，得粟壳治洞泻久利）。

玉茎不痿，精滑无歇，时如铁刺，捏之则脆，此名肾漏。用破故纸、韭菜子各一两为末，每用五钱，煎服。

姜黄（辛苦温）　入肝脾之经。理血中之气，破血除风，消肿治痹（风寒湿三气合而为痹，蠲痹汤、五痹汤皆用之）。产后败血而攻心，三气作痛于手臂（得肉桂治寒厥胃痛、产后鳖瘕）。

郁金　纯阴气寒，轻阳苦辛。凉心热、散肝郁，入包络与太阴（兼入肺经）。心腹气痛，吐衄血淋（为吐血之圣药），妇人经脉逆行，产后败血上侵。生肌下气（行滞气而不损正气），破血生新。阳毒入胃，癫狂失心。去心窍之恶血，发斑痘于深沉（功专去恶血，破结聚。得明矾治失心癫狂，得甘草、片脑治痘毒入心）。

莪术（苦辛温）　通血分于肝，破气中之血，消瘀通经，开胃化滞。止腹痛之吐酸、奔豚，疗女人之血积、气结（得木香疗冷气攻心，得阿魏治小儿盘肠）。

荆三棱（苦平）　通肝经积血，破血中诸气。主老癖之癥瘕，除积聚之结块。消肿削坚，止痛化食，通月水，下胞胎，散瘀血，行乳汁（功专疗鳖瘕、破血结。得蓬术治浑身燎疱，得大黄治痃癣）。

香附 性燥而香，味辛而苦。专入肝胆三焦，通行经络八脉。为血中之气药，引气分而生血。力能推陈致新，功专止痛开郁（时珍曰：止心腹、肢体、头目、齿耳诸痛，解六郁痰、食、气、血、湿、火诸郁）。痰饮积聚，除客热于胸中；腹胀痞满，散寒疫之时疾。肾气脚气，膀胱、两胁气妨；吐血便血，崩带不调血症。治痈疽于独胜散，交心肾于降气汤。生则上行胸膈，外达皮肤；熟则下走肝肾，旁彻腰膝。诚气病之总司，女科之主帅（得参术则补气，得归芍则补血，得木香则疏滞和中，得檀香则理气醒脾，得沉香则升降诸气，得川芎、苍术则总解诸郁，得栀子、黄连则能降火热，得茯神则交济心肾，得茴香、破故纸则引气归元，得厚朴、半夏则决壅消胀，得紫苏、葱白则解邪气，得三棱、莪术则消磨积块，得艾叶则治血气、暖子宫，得高良姜治心脾冷痛，得乌药、紫苏安胎顺气。得黄连名黄鹤丹，得乌药名青囊丸，二者皆治百病）。

一切气疾，心腹胀满，噫气吞酸，痰逆呕恶及宿酒不解，香附子一斤，砂仁八两，炙甘四两，为末，白汤入盐煎服，名快气汤。

妇人气盛血衰，变生诸症，头晕腹痛，皆宜抑气散主之。香附子四两，茯苓、炙草各一两，橘红二两为服。

妊娠恶阻，胎不安，气不升降，呕吐酸水，起坐不得，饮食不进，二香散。用香附子一两，藿香叶、甘草各二钱，为末。服二钱，沸汤入盐调下。

藿香　芳香助脾开胃，辛甘快气温中。止吐逆霍乱腹痛，去恶气风水毒肿（得滑石治暑月泄泻）。

霍乱吐泻垂死者，服之回生。用藿香叶、陈皮各半两服。

胎气不安，气不升降，呕吐酸水。香附、藿香、甘草各二钱，为末，每服二钱，入盐少许，沸汤调服。

兰草　辛平开胃，芬芳清肺。利水除痰（《本经》：利水道，除痰癖，辟恶气），生津益气，为消渴之圣药。散久积之陈郁，口甘胆瘅，津液凝滞（《内经》云：口甘胆瘅，津液在脾，令人口甘，此肥美之所发也。其气上溢转为消渴，治之以兰，除陈气也）。

泽兰（辛温）　散郁舒脾，和肝泄热，长肉生肌，调经养血。破宿瘀兮消癥瘕，通九窍兮利关节。血沥腰疼（产后腹痛、腰痛），阴户燥热，致周身之水肿（《本经》云：大腹水肿，身面四肢浮肿，骨节中水。徐云：统治一切水病也），涂金疮之挛疠（行而不峻，补而不滞，得当归能通经，得防己治产后水肿）。

产后阴翻：产后阴户燥热，遂成翻花。泽兰四两，煎汤熏洗二三次，再入枯矾煎洗即安。

香薷　温解心腹之凝结，辛散皮肤之热风。发越阳气

（中暑之病，因乘凉饮冷致阳气为阴邪所遏，宜用此药发越阳气，散水和脾也），**温胃调中，清肺气而下降**（肺得之清化，行而热自降），**去浊气之上冲**（凡口臭者，是脾郁火溢于肺中，失其清和之气，而浊气上干，故治口气甚捷之也）。霍乱吐泻，为夏月解表之药；水肿脚气，有清彻上下之功（功专散暑利水，得厚朴治伤暑寒症，得白术治水湿水肿）。

通身水肿：深师薷术丸。治暴水、风水、气水通身皆肿，服至小便利为效。用香薷叶一斤，熬烂去滓，再熬成膏，加白术末七两，和丸，米饮，夜服。

舌上出血如钻：乳香、香薷煎汁服。

口中臭气：香薷煎水含之。

荆芥 辛温发汗散风，芳香助脾消食。能利咽喉，用清头目，搜肝气而入肝，通血脉而散恶。暴中之头痛头眩、口眼㖞斜，新产之血运血风、身项强直、皮肤作痒、周身瘰痹。为疮家之要药，兼血病之佐使。吐衄崩中，肠风血痢（得石膏治风热头痛，得甘草治洗烂疬，神效）。

产后中风：华佗愈风散。治妇人产后中风、口噤、手足瘛疭如角弓，或产后血晕、不省人事、四肢强直，或心眼倒筑，吐泻不止欲死，用荆芥穗子微焙为末，每服三钱，淋豆酒调服，或童便服，口噤即挑齿灌之。

产后鼻衄：荆芥研末，童便服二钱。

薄荷 辛能发散，凉能清利。专于散热消风，用以搜肝抑肺，去风热之在皮肤，引诸药而入荣卫。头痛脑风，舌苔语涩，为小儿之痰壅，壮热惊狂，及男子之中风失音，口气。故治瘰疬、瘾疹、疥疮，并利咽喉、口齿、目疾（得花粉能清上化痰）。

风气瘙痒：用大薄荷、蝉蜕等分为末，每温酒调下一钱。

衄血不止：薄荷汁滴之，或以干者水煮，绵裹塞鼻。

紫苏 味辛入肺，色紫入血。解肌表之风邪，散寒发汗，下胸膈之浮气，利肺通心，消痰定喘，和血温中。益脾胃而通肠（通大小肠），心腹胀满；能安胎而止痛，脚气肿疼（得橘皮、砂仁则行气安胎，得藿香、乌药则温中止痛，得香附、麻黄则发汗解肌，得川芎、当归则和血散血，得木瓜、厚朴则散湿解暑、治霍乱脚气，得桔梗、枳壳则利膈宽肠，得杏仁、莱菔子则消痰定喘）。

金疮出血不止：以苏叶、桑叶同捣，贴之。

颠扑伤损：紫苏捣，敷之，疮口自合。

苏子 消痰降气，利膈宽肠。润心肺而定喘，开郁温中；止咳逆之吐呕，祛风顺气。

甘菊花 味兼甘苦，性禀和平。受四时之气，得金水之精。益金平木，木平则风息；补水降火，火降则热清。散头痛之游风，头眩湿痹；退目中之翳膜，目明血生。用敷疔毒，久服延龄（功专治头目风火，得枸杞便能下行悦肾）。

风热头痛：菊花、石膏、川芎各三钱为末，服一钱半，茶调下。

斑痘入目生翳障：用白菊花、谷精草、绿豆皮为末，用一钱，以干柿饼一枚，粟米泔同煎，候米泔尽，食柿，日食三枚。浅者五七日，远者半月见效。

女人阴肿：菊花苗捣烂煎汤，先熏后洗。

艾叶　熟热生温，苦辛气味。能回垂绝之元阳，可转肃杀为和气；理血气而走三阴，透诸经而灸百疾；开郁调经，温中逐湿。暖子宫而安胎（阴虚血燥者非宜），止腹痛之冷痢，带脉为病（带脉为病，腹胀满，腰溶溶如坐水中），下部虫食（入奇经，功专暖子宫，杀虫蜃。得香附治少腹痛，得阿胶治产后下血，得雄黄治狐蜃虫蜃）。

狐蜃虫蜃：病人齿无色，舌上白，或喜睡，不知痛痒处，或下痢，宜急治下部。不知此者，但攻其上而下部生虫食肛，烂见五脏便死也。烧艾于管中，熏下部令烟入，或少加雄黄更妙。罂粟烧烟亦可。

茵陈蒿　苦燥湿，寒胜热。泄脾胃之湿热，利水化痰，入太阳之膀胱，通关散滞。时疾热狂，胆黄热结。发黄分别阴阳，此药各随寒热（主治风湿寒热，得山栀疗热黄，得附子治阴黄，得车前治湿热眼目赤肿）。

一僧因伤寒后发汗不彻，有留热，面身皆黄多热，期年不愈，予用山茵陈、山栀子各三钱，秦艽、升麻各四钱，为散，煎服三钱，二十日病愈。

青蒿 得春木之阳气，入肝胆于血经（所主皆少阳、厥阴血分之病也）。理血虚而有热，除骨蒸之劳形。苦能杀虫，风毒疥疮息肉；寒可泄热，身黄疟疾鬼惊（凡苦寒伤胃，惟青蒿芬芳入脾，不犯胃气，但寒而泄者非宜，主治骨蒸劳热，得鳖甲治温疟）。

益母草 辛可活血散风，苦能消瘀除结。入手足厥阴之经，调女人经脉之滞。无妊而血淋血秘，去恶生新；产难而血晕血风，消水行血。通为经产之需，便有调气之别（活络调经，功效甚捷。得黑山楂治产后恶露不行）。

茺蔚子 活血补阴，益精明目，顺气调经，行中有补（瞳子散大者忌用）。

夏枯草（苦辛寒） 性禀纯阳，散结气郁热之品。能解内热，散肝经之郁火，力缓肝火，补厥阴血脉之功。疗目珠于夜痛，治瘰疬乳岩痛（主治头疮瘰疬，得香附、甘草治目珠疼痛，得香附、贝母治马刀）。

瘰疬马刀：不问已溃、未溃或日久成漏，用夏枯草六两煎服。虚甚者即煎熬膏服，并涂患处，兼以十全大补汤加香附、贝母、远志尤善。此物生血，乃瘰疬之圣药也。其草易得，其功甚多。

旋覆花　咸以软坚，苦能下气。逐水通脉（大腹水肿，通血脉），行肠入肺。去膀胱之留饮，通利大肠；消胸胁之结痰，吐如胶漆。开胃止呕，痞坚噫气，冷利大肠，虚人当避（丹溪曰：走散之药冷利大肠，虚寒者戒之。主治结气呕逆，得代赭石、半夏治噫气，得葱白、新紫绛治半产漏下）。

红花（辛温）　入心肝二经，活血润燥；主血晕口噤，胎死腹中。肿消兮痛止，瘀散兮经通（凡血分作肿作痛）。多则破血殊验，少则养血有功（功专活血消肿，得去风药治六十二种风）。

续断　辛温入肝以补筋，苦温入肾以补骨。通血脉，理劳伤；主崩中，补不足；跌扑金疮，筋断复续；缩小便而固精，暖子宫与胎漏。血痢腰痛所必需，关节缓急之要药（得当归治劳伤腰痛，得平胃散治血痢）。

妊娠胎动，两三月堕，预宜服此续断酒浸，杜仲姜汁炒，为末，枣肉丸，米饮下。

产后诸疾，血晕心闷，烦躁厌厌，气欲绝，心头硬，乍寒乍热，续断一握煎服。此药救产后垂死。

牛蒡子（又名大力子，又名鼠粘子）　辛能散结除风，苦堪泄热润肺。风湿瘾疹，牙痛喉痹。消头面之浮肿，咳嗽生痰；去皮肤之热风，咽膈不利；散诸肿疮疡之毒，利凝滞腰膝之气（功专消肺风，利咽膈。得荆芥治咽喉不利，得生甘草治悬痈喉痛，得甘桔治咽喉痘疹，得薄荷治风热瘾疹）。

疬节肿痛，风热攻手指，赤肿麻木，甚即攻肩、背、两膝，遇暑热则大便闭。牛蒡子三两，新豆豉、炒羌活各一两，为末服，白汤下。

芦根　甘能益胃，寒能降火。治呕哕而食不下，退热除烦；疗时疾而清热邪，安胎止渴（孕妇心热，主治消渴呕逆，得麦冬治霍乱烦闷，得麦冬、骨皮、茯苓、橘红、生姜治骨蒸肺痿）。

呕哕不止、厥逆者，芦根三斤，煎浓汁饮之必效。若以童便煎服，不过三斤愈。

反胃上气：芦根二两，水煎服。

豨莶草　熟热，生寒。追风逐湿，治麻痹于四肢，主肝肾之风气。腰脚酸软，骨筋痛痹。

麻黄（苦辛温）　上达轻扬，最清气味。发太阳、少阴之汗，入肺脏、大肠之司。去营中之寒邪，泄卫中之表实，能深入积痰凝血之中（《本经》破癥坚积聚），血脉兼调，故透出皮肤、毛孔之外（《本经》主发表出汗，去邪热气），孔窍通利。伤寒中风、咳逆上气、皮肤不仁、毒风疹痹、风肿、水肿皆宜发汗，解表第一。若遇汗多之症，须知亡阳所忌（功专散邪通阳，得射干治肺痿上气，得桂心治风湿之冷痛）。根节止汗，效如影响。有善行肌表之性，能引诸药直固腠理，凡盗汗、自汗俱可加之。

水肿脉沉属少阴，其脉浮者为气虚，胀者为气，皆非水也。麻黄附子汤汗之。麻黄三两，水七升煮，入甘草二两，附子炮一枚，煎服取汗即效。

心下悸病：半夏麻黄丸。用半夏、麻黄末蜜丸，日三服。

盗汗不止：麻黄根、椒目为末，无灰酒下。外以麻黄根、扁蒲扇为末，扑之。

诸虚自汗，夜卧则甚，久即枯瘦。黄芪、麻黄根各一两，牡蛎泔洗、煅过为散，服五钱，水二盏，小麦百粒，煎服。

木贼（甘苦）　发汗解肌，升散火郁。益肝胆而理肠风，退翳膜而止目泣（得牛角䚡、麝香治休息痢，得禹余粮、当归、川芎治崩中赤白，得槐子、枳实治痔中出血）。

灯草（甘寒）　降心火，清肺热。利小肠五淋水肿，开阴窍通气止血（得辰砂治小儿夜啼，得红花治喉风痹塞）。

夜不合眼难睡，灯草煎汤代茶饮，得睡。

生地　寒凉心脏，苦泻小肠。凉血润燥，滋阴退阳（戴原礼曰：阴微阳盛，相火来乘阴位，为虚火之症）。平血逆之吐衄，利伤寒之阳强；或血热经枯，崩中溺血；或伤中烦热，咳嗽劳伤。二便通利，诸热皆凉。脉洪者多服（好古曰：生地治心热、手足心热，能益肾水，凉心血，其脉洪实者宜之。

若脉虚者，则宜熟地补肾元气也），胃弱者少尝（主治劳伤血症，得麦冬复脉内之阴，得木通导小肠之热）。

温毒发斑，黑膏治温毒呕逆，生地二两六钱二字半，好豆豉一两六钱二字半，以猪膏十两合之，露一宿，绞去渣，入雄黄、麝香少许如豆大，搅匀，分三服，毒从虚中出，即愈，忌芜荑。

睡起，目赤肿起良久如常者，血热也。卧即血归于肝，故热则目赤肿，良久血散，故如恒也。用生地汁浸粳米，晒干，每夜以米煮粥食之，即愈，有人病此，用之得效。

熟地 专补肾中元气，兼入厥阴肝经。滋肾水补真阴，须乌发黑；填骨髓生精血，耳聪目明；退虚热而润燥，补五脏而调经。坐起目眩无所见，病后股痛而难行（病后胫股酸痛），脐腹急痛，胞漏血崩（男子多阴虚，宜用熟地；女子多血热，宜用生地。又云：生地能生精血，用天冬引入所生之处；熟地能补精血，用麦冬引入所补之处。得砂仁行气，煮酒和血，复得久晒，太阳真火能使虚阳归宿丹田）。

怀牛膝（苦酸平） 补肝益肾，能引诸药下行；健骨强筋，可助十二经脉。除两膝之酸痛，续绝补中；疗四肢之拘挛，痛连腰脊。久疟寒热，阴痿失溺，至于堕胞胎而止产后之疼，逐瘀血而破心腹之积，喉闭齿痛，虚火上浮，茎痛五淋，小水短少。降浊澄清，直奔下极（生用逐瘀，熟用强筋。得肉苁蓉则益肾，得杜仲则补肝）。

小便淋痛，茎中痛欲死，或尿血，或砂石胀痛，用川牛膝一两煎服。

喉痹乳蛾：用鲜牛膝根一握，艾叶七片，捣和人乳取汁，灌入鼻中，须臾痰涎从口鼻出即愈，无艾亦可。

胞衣不下，用牛膝八两，葵子一合煎服。

紫菀 苦能下气，辛可益金。不滞而补，不寒而润。补虚调中，虽入至高之脏；消痰止渴，兼有下趋之分。咳逆上气，肺痿吐脓。能使水道通调，溺涩尿血；可除久嗽吐衄，痿躄息贲（为肺经血分，专治血痰、血劳圣药。得款冬花、百部、乌梅治久嗽，得白前、半夏、大戟治水气喘逆）。

妇人小便卒不得出者，紫菀为末，井华水服三撮即通。

小便血者，服五撮立止。

麦冬 甘平滋润，强阴益精。清心润肺，滋燥金以壮水源；除烦解渴，养胃阴能令金生（徐云：为纯补胃阴之药，肺气全恃胃阴以生）。治肺中伏火，肺痿吐脓燥嗽；补心脏虚损，心血错经妄行。下水消痰（治热毒大水，面目肢节浮肿），心腹结气能散（解枯燥之结气）；伤中伤饱，胃络脉绝可平（补续胃中之阴气）。去心下之肢满，呕吐痿躄，退虚劳之客热，下乳润经（经水枯少。《本经》用治脾胃，后人用治心肺。得地黄、阿胶、麻仁同为润经复脉之剂，得五味子能都摄肺肾之津液）。

麦冬横生土中，有十二余粒，其中即一心相贯，能横通胃络而补中，故治伤中，能横通胃络而散结，故治伤饱。后人用必去心，大非。

冬葵子 甘寒淡滑，润燥利窍。行津液，利二便，通营卫，滋气脉。消肿滑胎，妇人乳闭肿痛；通淋利水，产后小便淋沥（性主滑利，能通精下胎。得砂仁治乳汁蓄痈，得牛膝下胞衣）。

妊娠水肿，身重，小便不利，洒淅恶寒，起即头眩。用葵子、茯苓各一二两，糁饮，小便利，愈。

乳妇气脉壅滞，乳汁不行，及经络凝滞，奶房胀痛，留蓄作痈毒。葵子炒香，砂仁为末，热酒服二钱。

款冬花 辛甘微温。泻热润肺，定喘消痰。咳逆上气，治肺痿而吐脓血，邪热痫惊，能明目而洗肝邪，中风喉痹。为治嗽之总司，不论寒热虚实（功专开痰止嗽，得白薇、贝母、百部治肺实鼻塞，得黄连治口中疮，得百合治痰嗽带血有效）。

地肤子 味苦气寒，益精强阴。入膀胱而除虚热，利小便而通妊淋。散皮肤瘙痒丹肿，治恶疮阴痿疝疼。

瞿麦 苦寒性滑，专利小肠、膀胱热邪，决痈堕胎，为通溺、便、五淋要药。下焦湿热疼痛可加，胎前、产后、虚人大碍（功专利水破血，得栝蒌、茯苓、山芋、鸡子治小便不利，得山栀、甘草、葱白、灯草治溺血）。

葶苈子 辛散苦泻，性寒急利。破坚逐邪，癥瘕积聚（水饮所结之疾）。除胸中痰饮伏留，咳嗽喘促（亦皆水气之疾）；散肺中水气膹急（非此不能除也），壅塞气秘（大泄阳分肺中气闭），面目浮肿，膀胱水气。实症能除，虚人切忌（葶苈、大黄皆大苦寒，一泄血闭，一泄气秘。大黄之泻从中焦始，葶苈之泻从上焦始，专泻肺气。肺为水源，故能泻肺即能泻水。凡积聚寒热从水气来者，此药主之。主治上气水蓄，得汉防己治阳水暴肿，得枣治肺壅喘）。

车前子 甘寒冷利。利水通淋，养肝明目，益精强阴（令人有子）。清肺肝之风热，渗膀胱之湿淫。利水窍而固精，尿管涩痛；止泻痢而清暑，目赤肿疼（去翳膜，脑痛泣出）。收难产催生滑胎，除湿痹止痛气癃（湿必由膀胱而出，下焦利则湿气除。得牛膝疏肝之性，导引利水。得菟丝子升清降浊，能补虚明目）。

孕妇热淋：车前子五两，葵根切一升，煎服。

滑胎易产：车前子为末，酒服，水亦可。

阴下痒痛：车前子煮汁，频洗。

连翘 味苦而辛，泻心经之客热；气薄而凉，除脾胃之湿热。气分郁火，肝家留滞。利水通经，治疮疡瘰疬结核（皆肝经热结之症，为十二经疮家之圣药）；杀虫消肿，散诸经血凝气结（功专泻心与小肠之热，得瞿麦、大黄、甘草治项边马刀，得脂麻治瘰疬结核）。

萹蓄　杀三虫，利小便。黄疸热淋，疗阴蚀，蛔咬痛，疥瘙浸淫（得醋治蛔咬心痛）。

白蒺藜　辛散苦泄。疾于通利，宣行恶血，破癥积聚。散肝经之风，目赤翳疼；除身体之痒，乳痈喉痹。头疮阴溃，奔豚肾气。催生堕胎，明目消痔（得鸡子油治偏枯神效，得贝母下死胎，得当归通月事）。

治聋用白蒺藜，炒去刺，为末，蜜丸，空心服三钱。

沙苑蒺藜　质细色绿，专入肾经。强阴补肾，腰痛遗精（得鱼鳔能聚精气）。

海金沙　甘寒淡渗，通利小肠。膀胱湿热，伤寒热狂，五淋茎痛，肿满脾湿（得腊茶治小便不通，得滑石治膏淋如油，得白术、黑牵牛治脾湿肿满）。

大黄　性味苦寒，能伤元气。直走不守，峻烈猛利。泻血中之伏火，吐衄通经；夺土郁以宣通，留饮宿食。心腹痞满，癥瘕积聚。荡涤肠胃，专除燥结，结痰推陈致新（腹中饮食之积无不除之），能下瘀血血闭（除血中热结之滞）。温热谵狂，疸黄疟痢，二便不通，腹痛里急。有形之滞可投，无形之气宜避（大黄极滋润，达下，得土之正色，故能入肠胃之中，攻涤其凝结之邪，而使之下降，乃驱逐停滞之良药也。得紫石英、桃仁疗女人血闭，得黄连治伤寒痞满，得杏仁疗伤损恶血）。

吐血衄血：治心气不足，吐血衄血者，泻心汤主之。大黄二两，黄连、黄芩各一两，煎服。

妇人嫁痛，小户肿痛也。大黄一两，酒煮一沸，顿服之。

湿热眩晕，不可当者，酒炒大黄为末，茶清服。

风牙虫痛，牙龈出血，渐至崩落，口臭，大黄米泔浸软，生地黄各切一片，合定，贴上一夜即愈。

汤火伤灼：大黄研，蜜调涂之。

大戟　苦寒下走肝肾，小毒损泄肺真。利便、行瘀、通经、堕孕。专逐十二种水，腹满急痛；能泻脏腑湿热，风毒瘾疹（煮水日日热淋取愈。得甘遂、白芥子疗水气胀满，得干姜治水肿喘急）。

甘遂　苦寒有毒，攻决为能。泻肾经隧道水湿，直透达所结水形（水结胸中，非此不除），为下水之要药，从谷道以通行。囊肿脚气，痰饮疝瘕，大实大水暂用，脾虚气虚急停（得大面治膜外之水气）。

心下留饮坚满，脉伏，其人欲自利反快，甘遂、半夏、芍药、甘草煎服。

妇人血结：妇人少腹满如墩状，小便微艰而不渴，此为水与血俱结在血室。大黄二两，甘遂、阿胶各一两，水煎服。

常山 辛散苦泄，故善逐饮劫痰；阴毒暴悍，乃能破瘴截疟，易损真气。引吐行水，有功用得其宜（治疟须在发散表邪及提出阳分之后也），黄涎结聚亦效（得知、贝母治诸疟，得丹砂能劫，得槟榔、草果治瘴疟，得甘草治肺疟，得豆豉、乌梅、竹叶治肾疟，得小麦、淡竹叶治温疟，得黄连治三十年疟）。

今人治疟不用常山，以为截疟药截之早，恐成臌胀，岂知常山乃治疟之要药。三阳轻浅之疟不必用也。若太阴脾土虚寒，而为脾寒之疟，及间二日发而为三阴之疟，必须温补之剂佐以常山，方能从阴出阳，散寒止疟。

附子 辛温有毒，大热纯阳。浮中有沉，走而不守。补下焦之阳虚，温脾暖胃；除脏腑之寒冷（一切沉寒痼冷之症），坚骨强阴；用壮元阳元火，能散阴湿阴寒。风寒咳逆邪气（寒邪逆在上焦），腰膝痿躄拘挛（寒邪之在下焦筋骨间者），阴毒腹痛，冷痢疝疼，三阴中寒，四肢逆冷。堕胎最速，孕妇莫尝。督脉为病，脊强而厥入三焦，温补命门，引诸药通行经络。能引补气药以复散失之元阳，引补血药以滋不足之真阴，引发散药开腠理以逐在表之风寒，引温暖药达下焦以祛在里之寒湿。用之于火盛水亏须防水涸，用之于阴盛阳微可赖阳回。要知熟则峻补（熟附配麻黄发中有补），生则发散，生附配干姜补中有散（得人参能留虚阳，得熟地能固元阳）。

阴盛格阳：伤寒阴盛格阳，其人必燥热而不饮水，脉沉，手足厥逆者，是此症也。霹雳散用大附子一枚，烧存性为末，蜜水调服，迫散寒气，然后热气上行，而汗出乃愈。

阴毒伤寒：房后伤寒，少腹疼痛，头疼腰重，手足厥逆，脉息沉细，或作呃逆。并宜退阴散，用川乌头、干姜炒，冷为散，服一钱，水一盏，盐一撮煎服，得汗解。

白附子　辛温有毒，性燥而升。能引药势上行，祛治面上百病（此阳明经药。阳明之脉营于面，故能去头面之游风，面皯瘢疵），诸风冷气，中风失音。消痰燥湿，阴下湿淫（痒也，阴虚：类中、慢脾惊风勿用）。

中风口㖞，半身不遂，用牵正散。白附子、僵蚕、全蝎生研为末，服二钱，酒调服。

小儿暑风，暑毒入心，痰塞心孔，昏迷搐搦，此乃危急之症，用三生丸。白附子、天南星、半夏等分，研，猪胆汁丸，粟米大，薄荷汤下。

南星　味辛而苦，治风散血；气温而燥，胜湿除痰；性紧而毒，攻积拔肿。补肝之虚，惊痫风眩。太阴脾肺经药，专主经络风痰、筋脉拘挛、牙关紧闭。利水堕胎，破结下气。金疮折伤捣救，蛇虫咬毒调治。用牛胆制则不燥，且有益肝胆之功（得生姜、天麻治吐泻慢惊，得防风治跌仆金刃，得琥珀、朱砂治痰迷心窍）。

风痰：头晕目眩，吐逆烦懑，饮食不下。玉壶丸：南星、半夏、天麻，白面糊丸，姜汤下。

解颐脱臼，下能收上，用南星末，姜汁调涂两颊，一夜即上。

半夏 辛温有毒，能走能散；体滑性燥，能燥能润。和胃健脾，补肝润肾。入手少阴、少阳兼足阳明、太阴。伤寒寒热（寒热之在肺胃间也），心下急痛痞坚（辛能开肺降逆）；咽痛喉疼，痰厥头痛眩晕（开降上焦之火）。止吐呕下逆气，利水道发声音，又能除湿化痰，发表开郁。目不得暝，反胃疟疾。血家、渴家、汗家常禁，阴虚、痰症、妊妇宜忌（得醋制，再得茯苓、甘草治伏暑引饮；得黄连、瓜蒌实治结胸；得硫黄治老人虚秘；得牡蛎、猪苓治无管摄之遗浊）。

胃气行于阳，阳气满不得入于阴，阴气虚故目不得暝，治法饮以半夏汤一剂，阴阳既通，其卧立至。半夏，秫米煎服。

射干 苦能降火，火降则血散肿消；寒能胜热，热除则消痰破结（消结核、瘰疬、便毒）。行太厥之积痰，清心脾之老血。喉痹咽痛为上药，咳逆上气能下泄。治疟母，利大肠，除气臭（咳吐、言语气臭），通不月（通女人月秘，得麻黄、五味、甘草、杏仁治喉中水鸡声）。

喉痹不通，用射干一钱，黄芩、生甘草、桔梗各五分，为末，水调，顿服，名夺命散。

芫花 味辛而苦，气温有毒。能达水饮巢囊隐僻，疗五水在五脏皮肤。咳喘、两胁痛满、胸膈痰沫善吐。误用招殃，取效亦速。

菟丝子 禀中和之性，温而不燥；凝正阳之气，补而不滞。培补肾中元阳，不助相火；能令脾虚食进，如汤沃雪；至若补髓添精，益气强力。茎中寒精自出，小便溺有余沥，鬼交尿血。健骨强筋，明目祛风（补肝脏风虚），暖腰温膝（去腰疼膝冷）。治燥渴续绝伤，去面皯悦颜色（得茯苓、广莲治白浊遗精，得麦冬治赤浊，得牛膝治腰脚痛，得车前子治产难横生）。

五味子 五味俱备，酸咸气温。滋肾经不足之水，敛肺气耗散之金，益气止汗，涩精强阴，补虚劳之赢瘦，收散大之瞳神，明目止泻，止渴生津。定喘嗽先散肺邪（有外邪者不可骤用，以闭邪气，必先发散而后用之），暖水脏纳气归肾（得半夏治痰，得阿胶定喘，得吴茱萸治五更肾泄）。

徐注：古方治嗽，五味、干姜必同用，如小青龙汤。治水停心下，寒饮犯肺，一以散寒邪，一以敛正气。逆无单用五味治嗽之法，后人不知，用必有害。况伤热、劳怯、火呛，与寒饮犯肺之症又大不同，乃独用五味收敛，风火痰涎深入肺脏，永难救疗矣。

覆盆子 甘酸微温，性禀和平。温肾而不燥，固精而不凝。补虚续绝，益气添精，他如补肝而明目，益肾脏以健阳。小便能缩，阴痿能强。女人多服结妊，男子闭蛰封藏（得巴戟天、腽肭脐、补骨脂、鹿茸、鹿胶、山茱肉、肉苁蓉治阳虚阴痿，临房不举，精寒精薄）。

使君子 杀虫疗五疳，甘温健脾胃。小便白浊，虚热泻痢（得芦荟治疳热）。

马兜铃 苦能清肺降气，故喘嗽可平；寒能泻热除痰，故痔瘘亦用（血痔瘘疮，本肺、大肠经药，脏热降，腑热亦清矣。得甘草治肺气喘急）。

牵牛 辛热有毒，大泻元气。黑者入肾（右肾），白者入肺。通下焦之郁遏，走命门于精隧。消痰逐水，泻气分之湿邪热邪；利便堕胎，除大肠之风闭气秘。病在血分莫投，胃气虚弱最忌（得茴香治水饮痛，得大黄治马脾风病）。

时珍曰：治外甥柳乔素多酒色，病下极胀痛，二便不通，不能坐卧七昼夜，医用利药不效。予思此乃湿热之邪在精道壅胀隧路，病在二阴之间，故前阻小便，后阻大便，病不在大肠膀胱也。乃用川楝子、茴香、山甲焙、黑丑，水煎服，一服而减，三服而平。牵牛能达右肾命门，走精隧也。

栝蒌 甘能补肺，用清上焦火迫；润能降气，可使痰结下行。荡涤胸中垢腻，咳嗽要药，开除膈间痹结（仲景治胸痹引心背，咳吐喘息。又治结胸满痛），咽喉利清，消肿通乳，止渴津生（得文蛤治痰嗽，得杏仁、乌梅治肺痿咳血）。

咽喉肿痛，语声不出，用发声散。栝蒌皮、僵蚕、甘草炒二钱半，为末，姜汤下。

天花粉（即瓜蒌根）　酸寒生津，甘不伤胃。润心中枯涸烦渴（古方多治消渴），降膈上燥热稠痰。热狂时疾，胃热胆黄兼施；消瘀排脓，肿毒痈疡皆治（得人参、麦冬治消渴饮水）。

小儿囊肿：天花粉一两，炙甘草一钱，半水煎酒服。

葛根　辛甘气平，轻扬升发。专入阳明胃经，鼓其胃气上行，生津止渴；兼走太阴脾经，解其肌表中热，开腠发汗。为脾胃虚弱泄泻之要药，乃伤寒中风头痛之兼方。散火郁能解酒毒，起阴气开发疹疮（升散太过，多用反伤胃气。得香豉治伤寒头痛，得粟米治小儿热渴）。

金疮中风，痉强欲死，生葛根四两，煎服。仍以此及竹沥多服取效。

酒醉不醒，生葛根汁饮之即醒。

仲景葛根汤：用葛根治太阳经脉之病，非阳明之主药也。但色白味辛，可资阳明之燥，是从阳明而达太阳，与柴胡之从少阳而达太阳其义一也。

天门冬　苦泄滞血，甘助元气。寒能清热降火，益水气之上源（入肺经，治肺热之功为多）；滑则润燥滋阴，通肾气于下部（故治足下热痛、骨痿）。能消燥结之痰（肾主津液，燥则凝而为痰，得润剂则痰化），痿（肺痿）痈（肺痈）喘嗽，及治妄行之血，吐衄劳伤。保肺而血热不侵，滋水而母气受益。虚热有火者神妙，虚寒便滑者忌投（得熟地则入肾，张三年独用此二味，一君一使，为长生不老方。好古方曰：得人参、五味、枸杞同为生脉之剂）。

肺痿，咳嗽吐涎沫，心中温温，燥而不渴，生天冬汁一斗，饴一斗，酒一斗，紫菀四合，煎服。

口疮连年不愈：天麦二冬、元参，蜜丸，弹子大，每嚼一丸。

何首乌（苦）　坚肾（兼入肾经），温补肝（专入肝经）。涩以收敛精气，甘以益血祛风（能泻肝风）。添精髓而长筋骨，令人有子（有补阳之力）；乌须发而消五痔，带下兼功（治妇人产及带下俱疾）。能消痈肿瘰疬，可除头面疮攻（得当归、枸杞、菟丝、骨脂、脂麻能固精延年，得胡麻治大风疬疾）。

《纲目》不言治疟，后人用之治疟者，多以其遂秋冬清燥之令，而平暑湿留滞之邪也。

萆薢　味苦入肝，祛风性平。入胃除湿，补肝虚而坚筋骨、明目、益精。固下焦以缩小便，阴痿遗浊（能除浊分清，古有萆薢分清饮）。治风寒湿痹，腰背冷痛；逐关节久结，老血恶疮；去膀胱宿水，引水归入大肠，以通谷道；止失沥便频，便时时痛不可忍，流入小肠（凡小便频、茎内痛，必大肠热闭，水液只就小肠，大肠愈加燥竭。因强忍房事，有瘀腐壅于下焦，故痛，与淋症涩痛不同，宜盐炒萆薢一两，煎服，以葱汤洗谷道则愈）。**既能逐水之功，复有摄精之力**（得杜仲治脚腰痹软，得石菖蒲、益智仁治白浊频数）。

白浊频数，漩面如油，澄下如膏，乃真元不足，下焦虚寒，用萆薢分清饮。萆薢、菖蒲、益智仁、乌药等分，入盐煎服。

土茯苓 淡祛风湿，甘健胃脾。利筋骨之挛痛，除浊分清；治杨梅之恶疮，去湿化毒（得金银花、皂角子、五加皮、苦参治杨梅疮毒）。

搜风解毒汤治杨梅疮，筋骨挛痛，瘫痪不能动履者。土茯苓一两，苡仁、银花、防风、木瓜、木通、白鲜皮各五分，皂角子四分，煎服。

山豆根 苦泄热，保肺气以泻心；寒胜热，降阴经之火逆。解咽喉肿毒极妙，祛大肠风热兼良。龈肿齿痛，五痔诸疮，杀虫解毒，人马急黄。

喉中发痈：山豆根磨醋噙之，追涎即愈。

威灵仙 辛散诸风，咸泄水湿。性极善走（风药中之善走者也），温可横行（能引诸药横行手臂）。宣疏五脏，内驱痰湿之冷积；通行经络，外治骨瘟之痛风（痛风要药）。去膀胱宿脓恶水，除腰膝冷痛痹顽（风痹湿痹，肢节顽麻）。疟疾能疗（去心膈之痰水），折伤亦效（得砂仁、砂糖治骨鲠，得木瓜治腰脚诸痛）。

脚气入腹，胀闷喘急，用灵仙末每服二钱，酒下。痛减一分，即药亦减一分。

肾脏风壅，腰膝沉重，威灵末蜜丸，酒服八十丸，平明微利恶物，如青脓胶，即是风毒积滞。

飞丝缠阴，肿痛欲断，用灵仙捣汁浸洗，立效。

防己　辛苦而寒，性险而健。能行十二经络，风水要药（风肿水肿，木防己主风邪，汉防己主水气症），专泻下焦湿热（本膀胱经药。湿热之在下焦血分者，非此不除。若在上焦气分者，切不可用）。二便不通（湿热流入十二经，致二阴不通者，非此不可），风寒温疟热邪，膀胱积热脚气，痈肿恶疮。通腠利窍（得黄柏、知母去下焦湿肿，木防己得防风、葵子通小便淋涩）。

皮水腐肿，按之没指，不恶风，水气在皮肤中，四肢聂聂动者，防己三两，茯苓六两，甘草三两，黄芪、桂枝各三两，水煎服。

风水，恶风汗出，身重脉浮，防己汤主之。防己一两，黄芪二两二钱半，白术七钱，炙甘半两，锉散，姜枣煎服。如腹痛，加赤芍。

风温相搏，关节沉痛，微肿恶风，方用同上。

注：防己、茯苓善驱水气，桂枝得茯苓则不发表而及行水，且合黄芪、甘草助表中之气以行，防茯苓之力也。

木通 味淡体轻，通可去滞。上通心胞，清肺热而泻心火；下走膀胱，去湿热而化津液（津液化则水道通，使湿热由小便出）。疗脾胆欲眠心烦，利九窍血脉关节。故治耳聋鼻塞出音，又能止渴安心退热，淋沥水肿。泻小肠之火邪，喉痹咽疼（宜浓煎噙）；利膀胱之水结，催生下包，通乳破血。

心热，尿赤面赤唇干，咬牙口渴，导赤散。用木通、生地、生甘草等分，加竹叶七片，水煎服。

通草 气寒入肺，引热下行而利小便（气寒则降）；味淡入胃，通气上达而下乳汁（味淡则升）。能退热明目催生，治五淋水肿癃闭（得琥珀、茯苓泻火利水）。

钩藤 微苦味甘，微寒气平。主肝风相火之病，为静风息火之能。大人头旋目眩，小儿瘛疭痫惊（筋急而缩为瘛，筋缓而弛为疭，神缩不已为瘛疭，俗谓之搐搦是也）。平肝风而不燥，除心热之未清（得甘草治痫疾，得紫草发斑疹）。

金银花 经冬不凋，甘寒入肺。补虚疗风，解毒散热。能治五种尸注，鬼击身青（作痛用银花一两，水煎服）；消拔痈疮恶疮，身肿腹胀。血痢水痢皆除，风气湿气并治（得当归治热毒血痢）。

金银花乃宣通经脉之药也。一本之中花有黄白，气甚芳香。黄者走血，白者走气，又调和血气之药也。通经脉而调气血，何病不宜。

天仙藤 解风劳，疏气活血；治腹痛，妊娠水肿（始自两足，渐至喘闷，似水足趾出水谓之子气，乃妇人素有风气，或冲任有血风，不可作水，妄投汤药，宜天仙藤散主之。天仙藤、香附、陈皮、甘草、乌药、姜木瓜、苏叶煎服。得羌活、白术、白芷、片子姜黄、半夏、生姜治痰注臂痛有效）。

泽泻 甘淡利小便，咸寒入膀胱。泻肾经之火邪，泄精尿血；逐三焦之停水，痰饮吐呕。除湿止渴圣药，通淋利水仙丹。去阴汗泻痢肿胀，消痞满脚气疝疼。谓湿热既尽，清气上行。故有益之功（《本经》谓：养五脏益气力，肥健耳目聪明），得收明目之效（徐云：通利脾胃之药，能利土中之水，水去则土燥而气充，得白术治支饮，得麋衔治酒风）。

水湿肿胀，用白术、泽泻各一两，为末或为丸，每服三钱，茯苓汤下。

冒暑霍乱，小便不利，头晕引饮，三白散用泽泻、白术、白云苓各三钱，姜五片，灯心十节煎服。

泽泻能行水上滋，水气必上行而后下降，非专利小便也。

今人不明经义，谓昏目不可用，岂知五苓散用泽泻治消渴，小便不利以行水上滋，故消渴水气上而始下，故利小便犹木通之横通旁达，则小便自利，二者皆非下行之药也。

石菖蒲 辛苦而温，芳香而散（通利心脾良药）。补肝益心，开孔利窍（开心孔利九窍），去湿逐风（《本经》治风寒湿痹），除痰消积。解烦闷止腹痛，霍乱转筋；明耳目出音声，上气咳逆（痰湿壅滞之咳逆）。小便不禁，温水脏之虚寒；胎漏崩中，暖血海之冷败。噤口毒痢堪除（噤口虽属脾虚，亦热闭胸膈所致，用木香失之温，山药失之闭，唯参苓白术散加菖蒲米饮下，胸次一开，自然思食），癫痫神昏；伏梁温疟能疗（心积曰伏梁，温疟作汤药），卒中鬼击（卒死中恶。得犀角、生地、连翘治热邪入络神昏，因是仙家服食，故《本经》首推）。

周颠仙对明太祖恒嚼菖蒲，饮水服，无腹痛之疾。

卒患心痛，嚼二三寸，热汤或酒送下，亦效。

蜀人治心腹冷气掐痛者，取一二寸捶碎，同吴萸煎汤饮之。

蒲黄 味甘气平，入厥阴两经。活血凉血，止心腹诸痛。生则性滑，破瘀血之停积；熟则性涩（宜炒黑用），止吐衄与血崩（得五灵脂治心腹诸痛，得青黛治重舌胀满）。

舌胀满口不能出声，以蒲黄频掺乃愈。

宋帝舌肿满口，用蒲黄、干姜末等分，干掺而愈。

包衣不下，蒲黄二钱，井水服之。

海藻　咸润下而软坚，寒行水以泄热（《本经》治腹中上下雷鸣，下十二种水）。消瘿瘤结核疝瘕，疗饮痰噎膈脚气（得昆布治瘿气结核）。海带、昆布功用皆同。

蛇盘瘰疬，头项交接者，海藻菜以荞面炒过，白僵蚕炒，等分为末，以白梅泡汤，和丸梧子大，每服六十丸，米饮下，必泄出毒气乃愈。

石斛　甘淡镇涎除虚热（胃中虚热有功），咸平补肾涩元气。强阴益精（专补脾阴），却惊定志。壮筋骨而补虚劳，暖水脏而和胃气。逐皮肤浮热，退热敛阴（不寒而能退热，不涩而能敛阴）；治吐衄虚烦，除烦清肺。囊湿小便沥余，脚弱骨痛冷痹（脚膝疼冷痹弱，逐皮肌风痹，骨中久疼，得生姜治囊湿精清、小便余沥）。

睫毛倒入：石斛、川芎等分，为末，口内含水，随左右嗜鼻，日二次。

骨碎补（苦温）　入肾治牙痛耳鸣，肾虚久泻；入阴（心包、肝）能破血、止血，筋骨损伤（得猪肾治久泄泻不止，得独活、寄生、虎骨治痢后下虚，两足痿痹遂成痢风）。

风虫牙痛：骨碎补、乳香等分为末，糊丸塞孔中，名金针丸。

马勃 轻虚清肺，辛平解热（解毒）。散热止嗽，内治喉痹有功；衄血失音，外敷诸疮皆效（得牛蒡子、连翘、元参治温毒发颐）。

治走马喉痹，马勃为末，吹一字，吐涎血愈。

柏子仁 润堪益肾，甘善助脾（其气清香）。入心养神，入肝定志，润肾燥而滋肝，舒脾胃而益气。风湿可除，惊悸能理（清心经之游火），耳目聪明，肌肤泽美（得远志能交通心肾，得松子、麻仁治老人虚秘）。

侧柏叶（苦涩微辛） 禀兑金之气，向西而生。制肝木之威，补阴滋肺（昂谓最清血分，为补阴之要药也）。故止吐衄崩淋，尿血痢血；兼疗湿痹冷风，疼痛历节。捣涂汤火泡伤，炙罨冻疮龟裂（生用清热血，炒炙养阴血。得阿胶、干姜、马通，仲景柏叶汤治吐血不止）。

吐血不止：柏叶米饮下二钱，或水煎服。

小便尿血：柏叶、黄连焙研，酒服三钱。

月水不断：柏叶、炙白芍等分三钱，水酒各半煎服。

汤火烧灼：柏叶生捣涂之，系定，二三日止痛减瘢。

肉桂 辛甘大热，有鼓舞气血之能；气厚钝阳，具先聘导引之力（疏血通脉，宣导百药）。利肺平肝，直入肝肾血分；益阳消阴，大补命门真火。抑肝风而扶脾土，通月闭而堕胞胎。除腰膝之沉冷，暖脏温中；去营卫之风寒，表虚自汗。治风痹骨节挛缩，消恶血疣癖癥瘕。下部腹痛（非此不除）、九种心痛必需，疝气奔豚、失音喉痹并治（得紫石英、柴胡、干地黄疗吐逆）。

九种心痛：用桂心二钱半，为末，酒一盏半，煎服立效。

心腹胀痛，中恶心痛，气短欲绝，桂二两，水煎服。

寒疝心痛，四肢逆冷，全不饮食，桂心研末一钱，熟酒调下，取效。

产后心痛，恶血冲心，气闷欲绝，桂心为末，狗胆汁丸，芡子大，每熟服一丸。

产后瘕痛：桂末，酒服，方寸匕取效。

死胎不下：桂末二钱，待痛紧时，童子小便温热调下，名观音救生散。亦治产难横生，加麝香少许，酒下。

桂枝 辛甘发散，味薄体轻。利肺气入膀胱，开腠理和营卫，通脉温经，解肌发汗。故治头痛伤风，中风自汗（无汗能发，有汗能使邪从汗出，而汗自止）。内理心腹之痛（心痛、胁痛），外解皮肤之寒（冷风、冷痛、风湿之症）。直行而泄奔豚，散下焦畜血；横行而达指臂，疗四肢通风（得芍药、甘草能和营卫）。

小儿遗尿：桂末、雄鸡肝等分，捣丸，小豆大，温水调下，日二服。

辛夷 辛温专散肺经风热，移热于脑（《经》云：胆移热于脑，则为辛颊鼻渊）；轻浮能助胃中清阳，上通于天。用治鼻渊鼻塞鼻疮，九窍通利；能理头风头眩头痛，面肿齿疼（徐云：芳香清烈，能驱逐邪风，头目之病药不能尽达者，此为之引也。得川芎、薄荷、细辛、石膏治鼻塞流清涕，不闻香臭）。

辛荑丸治头风，鼻涕下如白带者，南星、半夏、苍术、黄芩、辛荑、川芎、黄柏、滑石、牡蛎为末，糊丸，薄荷汤下。

沉香（辛苦温）　升于至高，可调脾胃；沉于至下，入肾命门。行气不伤气，故能调中下气而坠痰涎；温中不助火，故能益精壮阳而暖腰膝。风水毒肿、心腹疼痛堪除，噤口毒痢、吐泻转筋并效。大肠虚闭，小便气淋。为理气之要药（冷气、逆气、郁气、邪恶鬼气，乃保和卫气上品之药也），随升降而归真（用之为使，上可至天，下可至泉。得紫苏、白蔻仁、柿蒂治胃冷久呃，得肉苁蓉治大肠虚闭）。

心神不足：火不降水不升，健忘惊悸，朱雀丸。用沉香五钱，茯神二两，蜜丸，小豆大，每食后，人参汤服三十丸。

胞转不通，非小肠、膀胱、厥阴病，乃强忍房事，或过忍小便所致，调其气则愈，非利药可通也。沉香、木香为末，白汤空腹服之，以通为度。

丁香　辛理元气而泄肺，温助脾胃而祛寒，大能疗肾壮阳。专治胃冷呃忒，霍乱拥胀，呕哕腹疼，肾气奔豚，口臭齿噎（得甘蔗汁、生姜治朝食暮吐，得柿蒂治伤寒呃逆，得五味子、广茂治奔豚气）。

婴儿吐乳：小儿百日，晬内吐乳，或粪青色，乳汁一杯，入丁香、陈皮，煎服。

小儿冷疳，面黄腹大，食即吐者，丁香为末，和乳汁姜汤服。

乳头裂破：丁香末敷之。

痈疽恶肉：丁香末傅之，外以膏药护之。

降真香　味辛气温，色赤和血。能辟天行恶气不祥，可除胸膈停积恶血。治金疮血出不止而生肌，疗内伤怒气伤肝而吐血（用此以代郁金神效，得牛膝、生地治吐瘀血）。

乌药　辛入脾肺，温通肾经。能疏胸腹邪逆诸气（治中气、脚气、疝气、气厥，降一切逆气，调冲任二脉），顺气消风（故治中风、中气，用乌药顺气散，气顺则风消）；并理膀胱肾间冷气，攻冲背膂（用乌沉丸）。小便频数，宿食不消；女人血气凝滞，小儿腹中诸蛔；中恶心腹绞痛，反胃泻痢兼疗（得益智治小便频数，得升麻治小肠疝气，得牛皮胶、软白香治妊中有痛）。

一切气痛，不拘男女，冷气、血气、肥气、息贲气、伏梁气、奔豚气抢心，一切冷汗喘息欲绝，乌药酒炒、茴香炒、骨皮炒、良姜炒，等分为末，温酒童便调服。

乌沉汤：一切气，一切冷气，乌药一两，沉香五钱，人参三钱，甘草四钱，共为末，每服半钱，姜盐汤下。

黄柏 苦寒微辛，沉阴下降。除湿清热，泻相火之有余；坚肾润燥，救肾水之不足。洗肝明目，劳热骨蒸。除热结肠胃，热痢下血肠风；清火伏阴中，火哕二便淋结。上可解消渴、耳鸣、目赤、喉痹、口疮（兼泻心火），下可去痿蹶、肠痔、胆黄、下漏赤白（皆阳明表里、上下所生湿热之病）。冲脉气逆（冲脉为病，气逆急里），不渴而小便不通（渴而小便不利者，病在上焦气分，宜猪苓、泽泻淡渗之药，泻肝火而清肺金。不渴而小便不利者，是无阴则阳无以化，宜黄柏、知母，少加肉桂则气化而出）；蛔虫内攻，诸疮之痛痒皆妙。实火实热相宜，胃虚尺弱被害（得知母滋阴降火。得苍术除湿清热，为治痿之要药。得细辛泻膀胱火，治口舌生疮。得肉桂治咽痛）。

赤白浊淫及梦泄精滑，真珠粉丸。黄柏炒，真蛤粉各一斤为末，每服一百丸，空心酒服。黄柏苦而降火，蛤粉咸而补肾也。

积热梦遗，心怔恍惚，膈中有热，宜清心丸主之。黄柏末一两，片脑一钱，蜜丸梧子大，每服十五丸，麦冬汤下。

小儿重舌：浸苦竹沥点之。

口舌生疮：用黄柏含之良。

厚朴 苦降泻实满，平胃调中（本脾胃药）；辛温散湿满，消痰化食。止反胃呕逆吐酸，除霍乱转筋泻痢。湿气侵脾，能和中州；客寒犯胃，善走冷气（治冷痛，主病人虚而尿白）。肺胀喘嗽，结水能消，腹中雷鸣（破宿血），妊妇则忌（得苍术治湿满，得黄连治滞下，得杏仁能下气定喘）。

腹胀脉数，厚朴三物汤。厚朴、枳实、大黄。

腹胀痛，厚朴七物汤。厚朴、甘草、大黄、枳壳、肉桂、姜枣。

尿浑白浊，心脾不调，肾气浑浊，厚朴、茯苓，水酒各半煎服。

杜仲 色紫入肝，润肝燥，补肝虚；甘温补肾，益精气，坚筋骨。用治腰膝酸疼（及脚痛不能践地），能使筋骨相着；止小便余沥（坚溺管之气），阴囊湿痒（补脾利湿）；疗频惯堕胎，怀妊下漏（得补骨脂、青盐、枸杞能壮肾阳，得羊肾治肾虚腰痛）。

肾虚脚软且痛，杜仲一味，水酒各半煎服。

病后虚汗，及目中流汁，杜仲牡蛎煎服。

频惯堕胎，或三四月即下者，杜仲、糯米、山药，枣肉丸服。

海桐皮 湿可祛风，苦堪去湿。行经络达病所，入血分治风痹（治风躄腰膝不遂，血脉顽痹）。除疳蟹疥癣牙虫，止霍乱赤白久痢。

腰膝痛不可忍，海桐皮二两，牛膝、川芎、羌活、地骨皮、五加皮各一两，甘草五钱，苡仁二两，生地十两，共焙干，以绵包裹，用酒二斗浸之，日三服，令醺醺，此方不添减。

川楝子 苦寒小毒，阴中之阳。能导小肠膀胱之热，因引心包相火下行（热从小便而出）。用治热厥，心腹诸痛（入心及小肠，止上下部腹痛。热厥暴痛，非此不除），伤寒温疫，大热烦狂。疗疝气之要药，泻湿热而为良，通利小肠水道，可杀三虫疥疮。

热厥心痛，忽发忽止，身热足冷，久不愈者，金铃子散。金铃子、延胡索温酒下。

小儿冷疝，气痛囊肿，金铃子去核五钱，吴萸二钱半，糊丸，盐汤下。

癫疝肿者，偏坠痛不可忍，川楝子、破故纸、小茴香、莱菔子、牵牛子，食盐炒，煎服。

槐实（即槐角） 苦寒纯阴（入肝经之气分），除热散结（下通二脏）。润肝燥凉大肠（上清肺心），止涎吐疏风热。烦闷风眩，肠风痔血，阴疮湿痒，难产堕胎（吞七粒可以摧生）。黑发杀虫，目泣不绝（得牛胆明目通神，得苦参治内外痔病）。泻心火而兼清肺金，坚肾水而兼静肝火。

槐角丸治五种肠风泻血。粪前有血名外痔，粪后有血名内痔，大肠不收名脱肛，谷道四面弩肉如奶名举痔，头上有孔名瘘痔，内有虫名虫痔，并皆治之。槐角去梗炒一两，地榆、防风、当归、黄芩、枳壳麸炒各半两，为末，酒糊丸，米饮下。

槐花（入阳明厥阴血分，凉血要药）　凉大肠，五痔心痛，治目赤，皮肤风热，喉痹失音（炒香嚼咽），吐衄舌血（舌血谓之舌衄，槐花末敷之即止）。赤白泻痢皆宜，崩中漏下不歇（得郁金治小便尿血，得荆芥穗、柏叶、枳壳治大肠下血，得山栀治酒毒下血，得条芩治血崩不止，得牡蛎治白带不止）。

痈疽发背：凡人中热毒，眼花头晕，口干舌苦，心惊背热，四肢麻木，觉有红晕在背后者，即取槐花子一大撮，铁杓炒褐色，以好酒一碗汗之，乘热饮酒，汗即愈。如未退，再炒一服，极效。纵成脓者，亦无不愈。

秦皮　味苦气寒，色青性涩。入肝以除热，入肾以涩气。洗肝明目，益精有子（取其涩而能补也）。故治青白翳膜遮睛（亦止目泣，煎水澄清洗赤目，极效），风寒湿邪成痹，风热惊痫（取其平木也），带下热痢（取其收涩也。得黄连、阿胶、白头翁治产后下痢，得黄柏、黄连、白头翁治胁热下痢）。

赤眼生翳：秦皮、滑石、黄连等分，澄清洗。

眼弦挑针：乃肝脾积热，锉秦皮夹砂糖，水煎，调大黄末一钱，微利佳。

桑白皮（微寒）　甘助元气，而补劳祛虚羸；辛泻肺金，而止喘嗽吐血（敛肃清之气，为清肺主药。肺气有余者宜之，肺虚者忌用）。下气行水（抑已亢之火，决高源之水），止渴消痰。去肺中水气，浮肿腹满肤胀（钱乙治肺气咳喘，面肿身热，用泻白散）；退客热虚劳，头疼利便散血（风寒咳嗽者慎治，得茯苓利水，得糯米治咳嗽吐血）。

小儿重舌：桑白皮煮汁，涂乳上饮之。

小儿流涎，脾热胸膈有痰，桑白皮捣自然汁涂之。

小儿火丹：桑皮煮汁浴之。

泻白散：桑白皮、地骨皮能泻火从小便出，甘草泻火而缓中，糯米清肺而养血，此泻肺诸方之准绳也。

桑叶　清肺敛神，凉血燥湿（能除水肿脚气）。明目去风，赤眼下泣；除寒热风痛，出汗盗汗。尤宜治劳热咳嗽，吐血宿血能理（得麦冬治劳热，得生地、阿胶、石膏、枇杷叶治肺燥咳血）。

桑叶代茶，能止消渴。

吐血不止：晚桑叶焙研，凉茶服三钱，只一服，止后用补肝肺药。

桑枝　利水开关，祛风除痹（能利关节，风寒湿痹）。上

气眼晕，肺气喘嗽，脚痛四肢拘挛（水气脚气，风热臂痛），
风痒遍体干燥（得桂枝治肩臂痹痛）。

风热臂痛：桑枝炒煎服。许叔微云：常病痹痛，诸药不
效，服此数剂寻愈。

水气脚气：桑条二两炒，煎服取效。

桑寄生　苦坚肾，助筋骨，而固齿长发；甘益血，主崩
漏，而下乳安胎（怀妊漏血不止，令胎牢固）。风挛湿痹，腰
痛背强，产后余疾，女子内伤。

毒痢脓血，六脉微小，并无寒热，寄生二两，防风、川芎
二钱半炙，少煎服。

胎动腹痛：寄生一两半，阿胶炒半两，煎服。

枳实　苦酸微寒，气猛性烈。主皮肤风痒，去胃中湿热。
心腹痞满胀闷，宿食稠痰积血。胁风刺痛，心下坚大如盘
（水饮所结，仲景用枳术丸，白术、枳实、荷叶煨饭为丸）；
胸痹不通，伤寒痞痛凝结。有滑窍破气之功，具倒壁冲墙之捷
（得白术去痰饮，得皂角通大便，得栝蒌消痞结）。

胸痹结胸：胸痹，心下痞坚留气，结胸，胁下逆气抢心，
枳实薤白汤主之。枳实、厚朴、薤白、栝蒌、桂枝煎服。

产后腹痛：炒枳实、炒芍药各二钱，水煎服。

妇人阴肿坚痛：枳实碎炒，帛裹熨之，冷即易。

枳壳　性缓而散，破气为功。宽畅安胃，泄肺开胸。风痰

咳嗽，胸胁刺痛。消胀满积痰停水，除后重痔疾肠风。风疹作痒，胎前气壅（得桔梗治虚痞，得甘草治妇人体肥难产，得木香治伤寒呃噫，得黄连治肠风下血）。

怀胎腹痛：枳壳、黄芩煎服，若身重加白术。

胁骨疼痛：因惊伤肝者，枳壳、桂枝、姜枣服。

小儿软节：大枳壳一枚去白，磨口平，以面糊抹边，合疖上，自出脓血尽，更无痕也。

产后肠出不收：枳壳煎浸之，良久即入也。

古云：壳治气而主高，实治血而主下。气在胸中则用壳，气在胸下则用实。壳宽肠胃，实宽胸膈。虽有高下气血之分，究皆破气之品。壳损胸中至高之气，不可多用。若肺虚而中气不足，脾虚不能运化者，则愈用愈虚，变不可言矣。

栀子 轻飘象肺，苦寒入心。泻心肺之邪热，屈曲下行而从小便出（所以通五淋，利小便）；退客热之虚烦，反复不眠而懊憹在心。三焦郁火以解，热厥心痛以平。五内邪气（热邪之气），五种疸黄。清胃脘之血，吐衄而血痢血淋；泄痞块中火，津枯而口渴目赤。寒伤劳复，热厥头痛皆除；时疾毒风（元素云：治风），面赤鼻齄并治（仲景治烦躁并虚烦不眠，心中懊憹，皆用栀子豉汤。以栀子治肺烦，香豉治肾燥。又仲景治肾发黄用栀子、茵陈、甘草、香豉作汤饮。得川乌治冷热腹痛，得良姜治痢后腹中虚痛）。

妇人胎肿：属湿热也。栀子一合炒研，每服二三钱，米饮下。

鼻中衄血：栀子烧灰吹之。

血淋涩痛：栀子末、滑石等分，葱汤下。

酒毒下血：栀子焙研，新汲水服。

热病食后及交接后发动欲死，不语，栀子炒煎服，令微汗。

大病劳复：栀子鼠矢等汤，利小便而愈。

鼻上酒皶：栀子炒研，黄腊和丸，细茶下，忌酒面、煎炙。

酸枣仁　甘酸而润，专益肝胆；芳香之气，能醒心脾。补中而敛神魂（心藏神，肝藏魂），助阴而坚筋骨。除烦止渴，敛汗宁心。生则能导虚热，胆热好眠；熟则收敛阴津，胆虚不睡。心腹寒热结聚（邪结气聚），四肢湿痹酸疼，筋骨间风，上下脐痛（得人参、茯苓治盗汗，得辰砂、乳香治胆虚不寐）。

振悸不眠：酸枣仁汤。枣仁、茯苓、白术、人参、生甘草、生姜，煎服。

虚烦不眠：枣仁汤。知母、干姜、茯苓、炙草、川芎，煎服。

山茱萸　酸以补肾温肝，涩则固精闭气，温可强阴助阳，辛逐风寒湿痹（肝虚则风入，肝寒则寒与湿易犯）。通九窍以安五脏，暖腰膝而添精髓。脑痛头风（治脑骨痛。能敛肝木之动，以治内风也），目黄鼻窒，耳内聋鸣，小便不节（得熟地补肾虚，得五味摄精气）。

草还丹：益元阳，补元气，固元精，壮元神，乃延年续嗣之至药也。山茱萸、破故纸、当归、麝香为末，蜜丸，临卧时盐汤下。

金樱子（酸涩）　脾泻下痢，止便涩精（得芡实能固精，得缩砂能益精）。

郁李仁　辛能破血润燥，苦堪下气行水。治大肠气滞，关格不通；主大腹水肿，小便不利。散胆结而瞑目，但治标而耗津（得滑石、大黄治小儿大小便不通，并惊热痰实，欲得濡动者，捣和丸，黍米大，二岁小儿三丸，白汤下）。

一妇人大恐而病，愈后目张不瞑。钱乙曰：目系内连肝胆，恐则气结，胆横不下，郁李仁润能散结，随酒入胆，结去胆下而目瞑矣。

女贞子（苦平）　少阴之精，隆冬不凋（坚补肾水，肾家专药）。益肝肾，养精神，安五脏，健腰膝。补百病之风虚，变白发而为黑。

南烛子（酸甘平）　强筋骨，益气力（补肾，泻肾邪，暖命门）。止泄除睡，固精驻颜。

五加皮 辛顺气而化痰，苦坚骨而益精。祛风胜湿，五缓虚羸（五脏筋脉缓纵，亦治五劳七伤）。疗筋骨之拘挛，四肢不遂；逐皮肤之瘀血，三岁莫行（《本经》治小儿三岁不能行）。心腹疝腰，两脚诸痛；风湿痿痹，三气而成。男子阴痿囊湿，女人阴痒虫生（燥湿行水之功，酿酒最良。凡藤蔓之类多能舒筋，而根皮之类多能行水。五加皮之茎坚劲长引，其根好生石砌，尤能入坚穴，通关节，无所不达，故为风痹、湿痹之良药也）。

治湿热痿痹，腰膝不能动，五加皮、牛膝、木瓜、黄柏、苡仁、生地、石斛、虎胫骨、山药。

又治肾虚寒湿，客忤腰痛，五加皮、续断、杜仲、牛膝、山萸肉、巴戟天、破故纸。

男妇脚气，骨节皮肤痛肿，服此进食，健气力，不忘事，名五加皮丸。五加皮、远志，糊丸，空心温酒下。

妇人血劳，憔悴困倦，喘满虚烦，嚵嚵少气，发热汗多，口干舌涩，不思饮食，名血风劳。油煎散：五加皮、丹皮、赤芍、当归，为末，煎服。

虚劳不足：五加皮、地骨皮，酿酒任饮。

枸杞子 性滋而补，甘平而润。坚肾滋肝，益气润肺，生精助阳，去风明目。强筋骨而补虚劳，治咽干而疗心痛。肾病消中（渴而饮水），二便能利（能利大小肠。得生地治带下脉数，得青盐、川椒治肝虚目暗）。

虚劳客热：枸杞根为末，白汤调服，瘤疾人勿服。

肝虚下泣：枸杞子浸酒，饮之。

肾虚腰痛：枸杞子、杜仲、萆薢，酒煎服。

地骨皮（甘淡而寒） 降肺中伏火，泻肝肾虚热；能凉血而补正气，解消渴而去肾风；退内外潮热，利大小二肠。在表无定之风邪，传尸有汗之骨蒸。劳热虚汗，吐血咳嗽咸宜；胁痛头风，齿血金疮皆验（小儿耳后肾疖也，地骨皮汤洗，用香油调末搽。女人阴肿或生疮，煎水洗）。

热劳如燎，地骨皮、柴胡为末，麦冬汤下。

虚劳苦渴，骨节烦热或寒，用枸杞根、麦冬、小麦，煎服。

小便出血：地骨皮煎汁服。

口舌糜烂：治膀胱移热于小肠，上为口糜，心胃壅热，水谷不下，地骨汤。柴胡、地骨皮煎服。

骨蒸烦热及一切虚劳，大病烦热，并用地仙散。地骨皮、防风、炙甘草、生姜，煎服一钱。

蔓荆子 辛苦微寒，轻浮升散。入膀胱肝胃诸经，主头面风虚之症。搜肝风而凉血，头痛脑鸣（头沉昏闷，可除昏暗）；利九窍而通关（通利关节），明目固齿（除目睛内痛）。骨筋寒热，拘挛湿痹。

头风作痛：蔓荆子酒浸，温服。

乳痈初起：蔓荆子为末，酒服，渣敷之。

白茯苓　甘温益气和中，淡渗利窍除湿。入肺泻热而下通膀胱（故利小便，治淋沥），入心安神而上除惊悸（水停心下亦悸）。开胃止呕，疗膈中痰水腹胀（大腹水肿，心腹胀满）；益脾止泄，治胸胁逆气结疼（《本经》治心下结痛，寒热烦满）。安胎退热，止渴生津。伐肝肾之邪（治肾积之奔豚），渗肺脾之湿（行水之功，多益心脾）。小便结者能通，小便多者能止（得半夏能涤饮，得人参治胸胁气逆）。赤入心脾小肠，功专泻湿行水。皮消水肿肤胀，能开水道腠理。

浊遗带下：威喜丸。治丈夫元阳虚惫，精气不固，小便下浊，余溺带流，梦寐多惊，频频遗泄。妇人白淫、白带并治。茯苓、猪苓同煮，取出日干，择去猪苓为末，化黄蜡和丸。

下虚消渴，上盛下虚，心火炎燥，肾水枯涸，不能交济而成渴症。白云苓、黄连、天花粉，丸服。

飧泄滑痢不止：茯苓、煨木香、紫苏、木瓜，煎服。

血余怪病，手十指节断坏，惟有筋连，无节肉，虫出如丁草，长数寸，遍身绿毛卷，名血余。以茯苓、胡黄连煎汤，饮之愈。

血虚心汗，别处无汗，独心孔有汗，思虑多，即汗亦多，宜养心血。以艾汤调茯苓末，日服。

虚滑遗精：白茯苓、砂仁共为末，入盐，精羊肉批片掺药，炙食酒下。

小便频多：云苓、山药为末，米饮下。

小便不禁：茯苓丸。治心肾俱虚，神志不守，小便淋沥不禁，茯苓、赤苓等分，为末，酒煮地黄汁捣膏丸。

茯神（主治略同茯苓） 静而能安，收敛神气，定魄安魂，开心益智。治风眩风虚，止健忘惊悸（得枣仁能安神）。

心中木（又名黄松节） 治偏风口面㖞斜，疗痹痛筋挛牵缩（得乳香、木瓜、酒治筋挛骨痛）。

琥珀 入土而成宝，通塞以宁心。定魂魄以安五脏，燥脾土而清肺金（肺气下降，小便自通）。能止癫邪心痛，最消瘀血通淋。磨翳明目，止血生新（傅金疮良。得黑榰豆治产后神昏，得麝香治小便淋沥）。

下恶血，和大黄、鳖甲作散，酒下方寸匕，妇人腹内血尽即止。

小儿胎惊：琥珀、防风、朱砂，共为末，猪乳调一字。

小儿胎痫：琥珀、朱砂、全蝎为末，麦冬汤调服。

猪苓 味兼苦甘淡渗，入足太阳、少阴（膀胱、肾）。泄滞利窍，除湿通淋（平暑暍）。开腠理而发汗，利水道而耗津（专司引水，易耗津液）。伤寒温疫大热（大热利小便，亦分消之意也），腹满胀渴懊忱，痎疟脚气（疟由于暑，能利暑湿之气，凡无湿症勿用)，带浊子淋 (白浊带下，胎肿子淋，伤寒口渴，邪在脏也，猪苓汤主之。猪苓、茯苓、泽泻、滑石、阿胶各一两。仲景方)。

妊妇肿渴，从足至腹，小便不利，微温引饮，猪苓为末，温水服。

遍身肿满，妊妇子淋，方同上法。

小儿秘结：猪苓一两，以水少许，煮鸡矢一钱，调立通。

竹叶 体轻气薄，甘淡性寒 (气薄能达阳气于上焦，开外郁之阴翳)。凉心清胃，止渴消痰。除新久风邪之烦热，止喘促气胜之上冲。呕哕吐血，惊痫中风。

上发热，因走马后饮冷水所致者，竹叶、橘皮煎服。

时行发黄，竹叶、小麦、石膏煎服。

竹茹 开胃土之郁，清肺金之燥；凉血除热，清胃解烦 (上焦烦热不眠)；止肺痿吐衄而不住 (吐血鼻衄，齿血牙宣)，除胃热呃噎而难堪 (呃逆、噎膈)。胎动恶阻，劳复惊痫 (得人参、茯苓、甘草、黄芩治产后烦，内虚短气)。

伤寒劳复：伤寒后交接劳复，卵肿腹痛，竹茹煎服。

妇人劳复：病初愈，有所劳动，至热气冲胸，手足搐搦，拘急如中风状，竹茹、栝蒌煎服。

竹沥 甘寒滑利。降火消风，养血润燥 (故兼益阴)，豁痰专功。痰在经络四肢，屈曲而搜剔；痰在皮里膜外，直达以宣通。故治大热阴虚，中风口噤（中风由阴虚火旺，煎熬津液成痰，壅塞气道，不得升降也），风痉破伤，癫狂烦闷，小儿惊痫，胎产血晕（产后中风虚汗，妊妇胎动子烦。故云：胎前不损子，产后不碍虚。胃虚肠滑寒湿不宜服。得姜汁治中风口噤，得葛根治小儿伤寒）。

破伤中风：凡闪脱折骨诸疮，慎不可当风用扇，中风即发痉、口噤、项急，杀人，急饮竹沥，忌冷饮食及酒。

妇人胎动妊娠，因夫所动困绝，以竹沥饮之愈。

妊妇子烦，竹沥、茯苓煎服。

产后中风口噤，身直面青，手足反张，竹沥饮之愈。

竹黄 清心火，去风热，豁痰利窍，明目镇肝。大人中风不语，小儿客忤急惊。

杏仁 辛散风以解肌（散肺经之风邪），苦泻肺而降气（散滞气而下气）。消食消痰，润燥润肺（除肺中风热咳嗽）。止咳逆之上冲（上气喘促），利胸膈之满急（急满胀痛）。头痛面风（去头面诸风），大肠气秘（杏仁、陈皮治气秘，桃仁、陈皮治血秘），惊痫奔豚，脚气喉痹。除疮疥而杀虫，消狗积与面食（肺虚者不宜。得天冬能润心肺，得柿饼治肺病咯血，得童便能补肺怯劳）。

喉痹痰嗽：杏仁熬黄三分，和桂末一分含之。

卒失音声，方用同上法。

阴疮烂肿：杏仁烧黑，研末成膏，敷之。

产门虫疳，痛痒不可忍，杏仁烧存性，杵烂绵裹，纳入阴中，取效。

乌梅 酸收肺气，涩固大肠。敛浮热吸气归元，下气止嗽；通胆腋生津清热，解渴除烦。止反胃瘴疟久痢（诸症初起忌用），涌痰杀虫傅恶疮。弩肉死肌，牙紧喉痹（得建茶、干姜治休息痢。冰梅丸用青梅二十枚，盐十二两，淹五日，取梅汁入明矾三两；桔梗、白芷、防风各二两，猪牙皂角三十条，俱为细末，拌汁和梅入瓶收之。每用一枚，噙咽津液，治喉痹、乳蛾及中风痰厥。牙关不开，用此擦之尤佳）。

庄肃公病痢血，陈应之用乌梅、黄连、灶心土等分，为末，调茶服效。盖血得酸则敛，得寒则止，得苦则涩，故也。

蚀恶疮弩肉，用乌梅肉烧灰存性，研敷恶肉上，一夜立尽。用乌梅和蜜作饼贴之，其力缓。

桃仁 苦泄滞血，兼入厥阴（心胞、肝血分药）；甘生新血，能缓肝气（炒用则甘多而缓，能润。生则苦辛而行，善攻）。除皮肤血热燥痒，通大肠凝滞血秘（能润血燥）。心下坚痛，瘀秘癥瘕（血瘀、血秘），畜血如狂，损伤赤痢，月经不通，热入血室。杀败血所生之虫，能畅达郁结之疾（血郁、血结者宜）。得茱萸治冷劳减食，得元胡索、川棟子治肝厥胃脘痛）。

下部虫䘌，病人齿无色，舌上白，喜睡，愦愦不知痛痒，或下痢，乃下部生虫，食肛也。桃仁十五枚，苦酒二升，盐一合煮服。

产后阴肿：桃仁烧灰敷之。

伏梁结气在心下不散，桃奴三两为末，空心温酒服二钱。桃留树上，过冬不落者名桃奴。

大枣 温以补不足，甘以缓阴血。滋脾土润心肺，益气补中；调荣卫生津液，升腾脾胃（生发脾胃升腾之气）。通九窍兼助十二经，和百药主心腹邪气（中满症忌用。仲景治奔豚用大枣滋脾土，以平肾气也。治水饮胁痛有十枣汤，益土而胜水也。得生姜和荣卫）。

妇人脏燥，悲伤欲哭，象若神灵，数欠者，大枣汤主之。大枣十枚，小麦一升，甘草二两，每服一两，水煎服。亦补脾气。

梨 味甘微酸，凉心润肺；气寒无毒，降火消痰。外宣风热，内涤狂烦。生清六腑之热，燥嗽气喘；熟滋五脏之阴，中风语难（治中风不语）。除消渴通利二便，贴火伤止痛不烂（解酒毒、烦渴）。

痰喘气急：梨剜空，纳小黑豆令满，留盖合住系定，糠火煨熟，捣作饼，每日食之立效。

反胃转食，药物不下，用梨一个，以丁香十五粒，刺入梨内，湿纸包四重，煨熟食之。

木瓜 温醒脾胃、筋骨之湿，酸收脾肺耗散之气。气滞能和，理脾伐肝，气脱能固，和胃敛肺（木瓜、乌梅最收纳胃气，尤善泻肝，肝邪退则脾土和）。利筋骨而止渴烦，调荣卫以助谷食。霍乱转筋，水肿脚气，泻痢奔豚，腹胀善噎。多食损齿，令人淋闭。

山楂 味酸气平，脾胃经药。能健脾胃，消积滞，行滞气之需（并治痰饮、痞满、吞酸）；为散宿血，化肉积，儿枕痛之物（产后瘀露积于少腹作痛，名儿枕痛，同砂糖服立效）。水痢疝气能除，身头疮痒可沐。

偏堕疝气：山棠球肉、茴香炒各一两，为末，丸，空心白汤下。

痘疹干黑者，用棠球子为末，紫草煎，调服一钱。

柿 味甘气平，性涩能收。健脾润肺，治肺痿而有功；清胃涩肠，补虚劳之不足。上能止渴，定嗽消痰；下主肠风，脏毒痔漏。消腹中之宿血（亦治吐血、咯血、血淋），反胃渐除；疗心热而润声，肺脾血药。霜：清上焦心肺（止嗽生津），口舌咽喉。蒂：治相火上冲，咳逆哕气。

肠风脏毒：干柿烧灰，饮服二钱愈。

热淋涩痛：干柿、灯心等分，日服，用水煎。

反胃吐食：干柿酒服，捣烂下。

痰咳带血：柿饼蒸熟批开，每用一枚，掺真青黛一钱，卧时服之，薄荷汤下。

陈皮（苦辛温）　能散能泻，导滞消痰；能和能补，顺气理中；破癥利水，快膈宽胸。宣通五脏，霍乱反胃并投；统治百病，理气燥湿为功。膀胱留热停水，心下呕咳气冲，大肠秘塞，妇人乳痈（得白术补脾，得甘草补肺，得杏仁治大肠气秘，亦治脚气冲心，得桃仁治大肠血闭）。

宽中丸：治脾气不和，冷气客于中，壅遏不通，是为胀满。用橘皮四两，白术二两，为末糊丸，木香汤下。

橘皮汤治男女伤寒，并一切杂病呕哕、手足逆冷者。用橘皮四两，生姜一两，水煎，徐徐呷之即止。

经年气嗽，橘皮生焙干为末，蒸饼和丸。旧患膀胱气皆愈也。

妇人乳痈，未成者即散，已成者即溃，橘皮炒为末，麝香调下，名橘香散。

青皮　苦辛泻肺，青色入肝。发水郁而助其升散发汗，最能疏肝气而入于下焦。疝瘕并用攻坚，破滞消痞除痰，能疗胁痛疟母，善平郁怒乳岩。橘核：肾冷腰疼，诸疝肿痛。

妇人乳岩：因久积忧郁，乳房内有核如指头，不痛不痒，五七年成痈，名乳岩，不可治也。用青皮四两，水煎徐徐服之，或用酒服。

枇杷叶 酸以补肺之正，苦以泄肺之逆。和胃降气，清热消痰（气有余便是火，气降即火降而痰消）。主呕哕而不止，产后口干；治热嗽甚有功，解暑止渴。

肺热久嗽，身如火炙，肌瘦将成劳，枇杷叶、木通、冬花、紫菀、杏仁、桑皮等分，大黄减半，蜜丸，夜卧含化。

温病发哕，因饮水多者，枇杷叶、茅根水煎服。

反胃呕哕：枇杷叶、丁香、人参煎服。

酒皶赤鼻，面上风疮，枇杷叶、栀子为末，温酒调下，神效。

胡桃 气热味甘，皮涩肉润。补气养血，润燥化痰。益命门，固精气，利三焦，润大肠。上通于肺，虚寒喘嗽相宜（风火邪热嗽不可用）；下通于肾，腰脚虚痛必用。内止心腹诸痛，外散疮肿之毒。肥健肌肤，乌须黑发（得补骨脂补下焦之阳虚，食酸齿龁，细嚼胡桃即解。误吞铜钱，多食胡桃自出也）。

痰疾：胡桃三个，生姜三片，卧时嚼服。

小儿痰喘，昼夜不乳食，胡桃、人参煎服。

胡桃丸：益血补髓，强筋壮骨，延年明目，悦心润肌，能除百病。用胡桃四两，捣膏，入破故纸、杜仲、草薢各四两，杵匀丸，空心，温酒、盐汤任下。

老人喘嗽气促，睡卧不得，胡桃、杏仁、生姜，蜜丸卧嚼。

食物醋心：嚼胡桃，姜汤下。

荔枝核（甘温涩）　抑肝之过散，固肾之闭藏。和气血而止小肠之痛，破沉寒专治癫肿疝痕（得大茴香治疝气癫肿，得青皮、茴香治肾肿如斗）。

呃逆不止：荔枝七个，连壳、核烧灰存性，为末，白汤下。

妇人血气刺痛：炒香附、烧荔枝核为末，米饮、盐汤任下，名蠲痛散。

龙眼肉（甘温）　生血和脾，补中益气。交心肾于黄庭，能安神而长智。

槟榔　辛温散邪，苦涩降逆（降滞气）。破滞除痰，攻坚去积。泻胸中至高之气，坠诸药至于下极。里急后重，诸疟肠癖。平水肿，心腹诸痛，脚气上冲；主膀胱，冷气奔豚，二便闭塞。尤善杀虫，兼疗冲脉（冲脉为病，气逆里急）。宣导脏腑壅滞，通利关节九窍（得橘皮治金疮恶心，得木香治里急后重，得木瓜治脚气冲心）。

醋心吐水：槟榔、橘皮为末，方寸匕，空心，生蜜汤调服。

呕吐痰水：槟榔、橘皮炙，煎服。

伤寒痞满：阴病下早而成痞，按之虚软而不痛。槟榔、枳实为末，黄连汤下。

脚气冲心，闷乱不知人，槟榔为末，童便调下，或入姜汁温酒同服。

蛔厥腹痛：用槟榔为末，空心调服效。

寸白虫病，方用同上。

大腹皮（气味、主治略同槟榔）　腹皮性缓，下气稍迟；槟榔性烈，下气最疾。开胃健脾，走表泄肺。能祛瘴疟痰涎，专逐水肿脚气，除痰膈醋心胸，消肌肤中水气。止霍乱而通大小肠，宽膨胀于恶阻胎气。

川椒　辛热纯阳，温中下气。入肺发汗散寒，入脾暖胃燥湿。逐骨节皮肤死肌，除腹中冷痛泻痢。风寒咳嗽，痰饮宿食。补右肾命火元阳（能下行导火归元，大能温补下焦也），治冲任上逆寒气。暖腰膝而缩小便，水肿胆黄；疗阴汗而坚齿牙，寒湿痛痹。通血杀虫，产寒余疾（若阴虚火旺，肺胃素热者忌服。得地黄汁调养真元，得云苓补益心肾）。

阴冷入腹：有人阴冷，渐渐冷气入阴囊，肿满，日夜疼痛欲死，以布裹川椒包囊下，热气大通，呃噫不止，川椒炒，研面糊丸，醋汤下。

传尸劳瘵：最杀劳虫，用川椒红色者，去子及合口，炒出汗为末，以老酒浸白羔和丸，食前盐汤下。

囊疮痛痒：用汉椒七粒，葱头七个，煎水洗之。

凡至漆所，嚼椒涂鼻上，不生漆疮。

肾气囊疮：川椒、杏仁研膏涂掌心，合阴囊而卧，甚效。

椒目（苦辛，色黑入肾行水）　能行水道，不行谷道。腹胀水肿，肾虚聋鸣。定气喘为劫药，止盗汗有殊能。

吴茱萸　辛热气好上行，苦热性善下降。润肝燥脾，泻肺降气，温中散寒，燥湿开郁。消饮食而去冷痰，逐风邪而开腠理。专主厥阴头痛，阴寒小腹攻疼；兼治脾肾积寒，泻痢疝瘕脚气（专入肝经气分，旁及脾肾。仲景吴茱萸汤、当归四逆汤治厥阴之病及温脾胃，皆用此药）。呕逆吞酸，痞满膈噎。下产后余血，利大肠壅闭（故治肠风、痔漏）。善疏肝气，能引肝热下行；冲脉为病，泄逆气于里急（东垣云：浊阴不降，厥气上逆，隔塞不通，令人寒中腹满，膨胀下利，宜吴茱萸之苦泄其逆气，用之如神。不宜多用，恐伤元气，阴虚火盛者大不可用。常患痰饮十日一发，头背寒，呕吐酸汁，用吴茱萸、茯苓蜜丸服）。

呕涎头痛，呕吐胸满，用吴茱萸、人参，姜枣服。

肾气上哕，肾气自腹中起，上筑于咽喉，逆气连属而不能出，或至数十声，上下不得喘息，此由寒伤胃脘，肾虚气逆上乘于胃，与气相并。吴萸醋炒，橘皮、附子为丸，姜汤下。

寒疝往来，脚气冲心，用吴萸、生姜煎服。

食已吞酸，胃气虚冷者，吴萸、干姜等分为末。

赤白下痢，脾胃受湿，下痢腹痛，米谷不化，吴萸、黄连、白芍为末，丸，米饮下，名戊己丸。

寒热怪病：寒热不止数日，四肢坚如石，击之似钟磬声，日渐瘦恶，吴萸、木香等分，煎汤饮之。

阴下湿痒：吴萸煎汤洗之。

咽喉口舌生疮：吴萸醋调，贴二足心，移夜便愈。

甘蔗　甘寒下气，润肺生津，和中助脾，清热利水。除胸中烦热，解酒消痰；利大小二肠，呕哕反胃（得麦冬、生地治春温液涸，得姜汁治干呕）。

虚热咳嗽，口干涕吐，蔗汁、粱米煮粥食之。

发热口干，小便涩赤，蔗汁饮之。

小儿目疳，蔗皮烧研搽之。

反胃吐食，朝食暮吐，暮食朝吐，渐渐吐者，蔗汁、姜少许和服。

莲子　甘补脾，厚肠胃；涩敛心，固肾精。交通水火心肾，安靖君相火邪。除寒湿梦遗白浊，止烦渴泻痢带崩，益十二经脉血气，除百疾久服身轻（得乳香、益智治遗精白浊）。

久痢噤口：石莲肉炒为末，每服二钱，陈仓米调下，便觉思食甚妙，加入香连尤妙。

心虚赤浊：莲子、甘草，灯心汤下，莲子六一汤。

莲心（苦寒）　坚肾泻心，极上反下。小便遗精，产后血渴。

莲须（苦涩） 清心通肾，止血涩精。莲房：入厥阴血分，消瘀散血，酒煎下胞衣，烧灰善止血（经血不止，莲房烧灰研末，热酒下，得荆芥炭治血崩不止）。

劳心吐血：莲心七个，糯米二十粒，为末，酒服。

久近痔漏三十年者，服之除根。莲须、黑丑、当归，酒煎服，忌热物。

欲火梦遗，黄连、黄柏煎服。

莲藕（甘平） 开胃除烦，解酒消食。产妇血积，化瘀血而不凝；病后口干，止吐衄之妄溢（得发灰治血淋。藕汁滴鼻中治血衄不止，卒暴吐血。双荷散：藕节、荷蒂各七枚，入蜜少许，捣烂煎服。遗精白浊，心虚不宁，金锁玉关丸，用藕节、莲子、莲须、芡实、山药、茯苓、茯神，为末，同金樱膏和丸。鼻渊脑漏，藕节、川芎为末，米饮下）。

产后血闷，血气冲上，口干腹痛，藕汁、地黄汁、童便，热酒饮之。

伤寒口干，藕汁、地黄汁煎服。

荷叶（苦平） 引升清气，助脾进食。心肺燥烦，平热去湿，产后口干，血瘀诸疾（得升麻、苍术治雷头风，得浮萍、蛇床子洗阴肿痛痒，得蒲黄、黄芩治崩中下血）。

产后心痛，瘀血不尽，荷叶炒为末，童便调下，并治胞衣不下。

伤寒产后血晕欲死，荷叶、红花、姜黄炒研，童便调下。

荷鼻　安胎甚良，逐瘀留新（得厥阴经药治大便下血。妊妇胎动已见黄水者，干荷蒂炙研，糯米汁调服）。

芡实　甘补脾去湿，涩固肾益精。泄泻带浊，梦滑遗精，腰膝痹痛（去湿之功），小便频数（功专暖元阳，得生地能止血，得金樱子能涩精，得菟丝子能实大肠）。

四精丸：治思虑、色欲过度，损伤心气，小便遗精，用秋石、茯苓、芡实、莲肉为末，枣和丸，空心盐汤下。

荸荠　软坚益心，甘咸寒滑。除胸中实热，最善毁铜；治五种膈噎，消积止渴（妊妇忌食）。

伏龙肝（即灶心土，辛甘苦温）　温中和脾，止吐衄崩带（止血之功）；祛风燥湿，及血溺遗精。寒咳反胃，下胞摧生（主治血症带下。《金匮》黄土汤，即灶心黄土。治先便后血，此远血也明。指肝别络之血，因脾虚阳陷生湿，血亦就湿而下行，甘草、白术、附子、地黄、阿胶、黄芩各三两，黄土半斤）。

子死腹中，母气欲绝：伏龙肝末三钱，水调下。

重舌肿木：伏龙肝末，牛蒡汁调涂之。

妇人血漏：伏龙肝、阿胶、蚕砂炒一两，为末，酒下。

胞衣不下：灶心土醋调，纳脐中，续服甘草汤。

横生逆产：灶心土酒调服，仍搽母脐中。

紫石英 甘益肝木，湿以去枯，温镇心经，重以去怯。散冲任之寒，益心胞之血。上安心神，神以血足而安（故能定惊悸，安魂魄）；下暖子宫，血海受妊不绝（为女科当行之药，得茯苓、人参治心中结气）。

《本经》治女人风寒在子宫，绝妊无子也。徐注：子宫属冲脉血海，风寒入于其中，他药所不及，紫石英色紫入血分，体重能下达，故能入冲脉之底。风寒妨妊，温能捡寒驱风也。

石膏 寒能清热降火（泻肺补肺），辛能发汗解肌（开闭塞，散郁结），淡渗湿而逐暑，甘益气而缓脾。热盛皮肤，头痛齿痛必用（本胃经药）；热伤肺胃，发斑发疹尤宜（入肺兼入三焦）。若乃邪在阳明，金受火制，大渴引饮，肌肉壮热。中暑自汗而躁烦，小便赤浊而涩滞（皆白虎症）。舌焦唇燥，三焦大热可除；胃弱血虚，症似白虎宜别（血虚发热发渴，症似白虎，但脉不洪长为异耳，误服白虎不救。得桂枝合白虎治温疟，得苍术合白虎治中暍湿温。白虎汤：石膏、知母、甘草、竹叶、粳米）。

伤寒发狂，逾垣上屋，寒水石三钱，黄连一钱，为末，煎甘草服，名鹤锡散。

胃火牙痛：软石膏一两，火煅，酒淬过，为末，入防风、荆芥、细辛、白芷，日用揩牙甚效。

湿温多汗，妄言烦渴，石膏、炙草为末服。

小儿吐泻，黄色者，伤热也。玉露散：石膏，寒水石，甘草减半，调服。

疮口不敛，生肌肉、止痛、去恶水，寒水石烧赤，研，黄丹半两，为末搽之，名红玉散。

滑石　淡渗湿而分水道，滑利窍而通壅滞（上能利毛腠之窍，下能利精溺之窍）。甘益气而补脾，寒降火而泻热（降心火，清肺金）。上行肺胃，开腠理表邪；下走膀胱，通六腑津液。止渴止烦，中暑中暍。疗黄疸脚气水肿，荡胃中积聚寒热。呕吐泻痢，通乳滑胎，石淋五淋（石淋要药），吐血衄血。为涤暑燥湿之长，成革夏徂秋之节（得石苇治石淋，得丹参、白蜜、猪脂为膏丸，空心酒下，临产服，令胎滑易生，除烦渴心躁）。

女劳黄疸，日晡发热恶寒，小腹急，大便溏黑，滑石、石膏研末，麦冬汁服。

伤寒衄血：滑石末饭丸，新汲水咽下立止。汤海叔公鼻衄，乃伤寒当汗不汗所致，其血紫黑时，不以多少，不可止之，且服温和药，调其荣卫，待血鲜时，急服此药止之。

伏暑吐泻，或吐或泻或疟，小便赤，烦渴，玉液散。用滑石烧四两，藿香一钱，为末，米汤服。

热毒怪病：目赤鼻胀，大喘，浑身出斑，毛发如针，乃因中热毒结于下焦，用滑石、白矾各一两，为末，作一服。

赤石脂　味甘气温，能益气生肌而调中；性涩体重，能收湿止血而固下（直入下焦以收敛也）。崩带遗精，泄痢虚脱。固肠胃有收敛之能，下胞衣无推荡之滑（《经疏》云：去恶血。恶血化则胎无阻。东垣云：胞胎不出，涩剂可以下之。得干姜、糯米名桃花汤，治下痢脓血不止。得蜀椒、附子、干姜治心痛彻背。得干姜、胡椒，醋糊丸，空心米饮下，治大肠寒滑）。

痰饮吐水，无时节者，其原因冷饮过度，遂令脾胃气弱，不能消化饮食，饮食入胃，皆变成冷水，反吐不停，赤石脂散主之。赤石脂一斤，捣末，酒服寸匕自任，稍加至三匕服愈。

冷痢腹痛，下白冻如鱼脑，桃花丸。赤石脂煅、干姜炮，为末，和丸服。

小便不禁，赤石脂煅、牡蛎煅各三两，盐一两，为末糊丸，盐汤下。

代赭石　苦寒入心泻热，重镇平肝降逆（专治心肝二经之血分病）。除五脏血热（血）瘀（血）痹，止吐蛔瘕硬噎膈。女子赤白带下，小儿疳疾惊痫，难产堕胎，脱精遗溺（昔有儿泻后眼上，三日不乳，目黄如金，气将绝，有名医曰此慢惊风也，宜治肝。用水飞代赭石末，每服五分，冬瓜仁煎汤调下，果愈。《伤寒蕴要》百合病，发已汗下，复发者，百合七个，擘破，泉水浸一宿，代赭石一两，滑石三两，泉水二钟，入百合汁，再煎一钟，温服）。

急慢惊风，吊眼撮口，搐搦不定，代赭石火煅，醋淬十次，细末水飞日干，每服一钱或半钱，煎真金汤调下，连进二服。儿脚胫上有赤斑，即是惊风已出，病当安也。无斑点者不可治，俱丹热毒。土朱、青黛各二钱，滑石、荆芥各一钱，为末，服一钱，蜜水调下，仍敷之。

禹余粮（甘涩） 敛涩在下焦，厚大肠而固胃气（手足阳明血分重剂）；结痛在下腹，通瘀血而止血崩（固下止脱）。咳逆久痢，带下摧生（得干姜治赤白带下。《备急方》治崩中漏下，青黄赤白，使人无子。禹余粮、赤石脂、牡蛎煅研、乌贼骨、伏龙肝、桂心等分为末，温酒下，忌葱蒜。《圣济录》治身面瘢痕，禹余粮、半夏等分为末，鸡子黄和傅，先以布拭赤，勿令见风，日年久亦减）。

大肠咳嗽，咳则遗矢者，赤石脂禹余粮汤主之。

伤寒下痢不止，心下痞硬，利在下焦者，赤石脂禹余粮汤主之。赤石脂良，煎服。

朴硝 辛能润燥，寒能除热，咸能软坚，苦能下泄。泻妄火而补心（邪火退则心火自安），治阳强之狂越，通逐六腑积聚癖癥，荡涤三焦肠胃实热。凡气结血凝燥粪，推陈致新；疫痢黄疸停痰，上通下彻。通经下胎，二便闭结（得大黄直通大肠，涤垢）。

咽喉痹肿痛，芒硝含咽。如气塞不通加生草末吹。

风眼赤烂，净皮硝一盏，水二碗煎，露一夜，滤净澄清洗，日三次，其红自消。

退翳明目，白龙散。用马牙硝，净厚纸裹实，安在怀内着肉养一百二十日，研粉，少入龙脑。不计年岁深远，眼生翳膜，远视不明，但瞳仁不破者，宜点之。

妇人难产，死胎不下，芒硝二钱，童便温服。

小儿重舌，马牙硝涂舌下。

小儿鹅口，方同口舌生疮，皮硝含之良。

元明粉（朴硝炼成，性轻和缓）　去胃中实热，荡肠中宿垢。润燥破结，功亦仿佛。

火麻仁（甘滑）　缓脾润燥，益气补中。利大肠风热燥结（脾胃、大肠之药），去五脏汗出中风（逐一切风气）。破积血而血脉可复，治热淋而小便能通。下乳摧生，胎逆横生易顺（倒产吞二十七枚即正）；润肺止渴，产后余疾多功（得当归、厚朴等辛药，乃能利大肠。麻子仁粥治风水，腹大腰脐重痛，不可转动，用冬麻子仁半斤，研取汁，入粳米二合，煮粥，下葱椒盐豉，空心服。并治五淋涩痛，老人风闭，大便不通皆效）。

产后闭塞：产后汗多则大便秘，难于用药，惟麻子粥最稳。不惟产后可服，凡老人诸虚风秘，皆得力也。用火麻仁、苏子各二合，洗净研细，再以水研，滤取汁一盏，分二次煮粥啜之。

截肠怪病：大肠头出寸余，痛苦，干即自落，又出，名为肠病。若肠尽即不治。但初觉截时，用器盛麻油浸之，饮麻仁汁数升，即愈也。

饮酒咽烂，口舌生疮，麻仁、黄芩蜜丸含之。

消渴饮水，小便赤涩，麻仁煎汁服。

苡仁　甘淡渗湿，泻水所以益土，故益胃健脾（阳明药）；色白入肺，益土所以清金，故清热补肺。祛风湿而疗湿痹，筋急拘挛（缓肝舒筋）；保燥金而治（肺）痿（肺）痈，咳吐脓血。干湿脚气热淋，水肿疝气泄痢（辛稼轩忽患疝疾，重坠大如斗，用苡仁同东壁黄土炒，水煮数服即消。《济生方》治肺损咯血，以热猪肺切蘸苡仁米，空心服之。苡仁补肺，猪肺用之引经也）。

水肿喘急：用郁李仁研汁，煮苡仁食之。

肺痿：咳嗽脓血，苡仁煮，入酒少许服。

肺痈咳吐，心胸甲错者，以酒煮苡仁服。肺有血，当吐出愈。

风湿身痛，日晡剧者，仲景用麻仁杏仁苡仁汤。

肺痈咯血：苡仁煮，入酒少许服。

妊中有痈：苡仁煮汁频饮。

黑大豆（甘寒）　补肾镇心，利水散热，下气祛风，解毒活血（豆淋酒法。宗奭曰：治产后百病，或血热，觉有余血水气，或中风因惊，或背强口噤，或但烦瘛疭口渴，或身头皆肿，或身痒呕逆直视，或手足顽痹，头旋眼眩，此皆虚热中风也。用大豆三升，熬熟，至微烟出，入瓶中以酒五升沃之，经一日以上，服酒一升，温覆令少汗出，身润即愈。口渴者加独活半斤，微捶破，同沃之。产后宜常服，以防风气，又消结血。得甘草解百药毒，得桑柴炭煮，下水鼓腹胀）。

中风口喎，头风头痛，破伤中风口噤，风入脏中，身面浮肿，新久水肿，俱用豆淋酒方。

肝虚目暗，迎风下泣，用腊月牯牛胆盛黑豆悬风处，取出，每夜吞七粒，久久自明。

天蛇头，指痛臭甚者，黑豆生研末，茧内笼之。

肾虚消渴难治，黑豆炒、天花粉等分为末，和丸，每黑豆汤下七十丸，名救活丸。

赤小豆（甘酸寒）　性下行去小肠之火，入阴分治有形之滞，逐津液通乳下胞，利小便消肿散血。水湿脚气（和鲤鱼煮食，甚治脚气有效），功兼解酒健脾；泻痢胀起，并能止渴清热（得大蒜、生姜、商陆根同煮，去药食豆啜汁，消水气肿胀。仲景治伤寒狐惑病脉数无热，微烦，默默但欲卧，汗出，初得二三日，目赤如鸠，七八日四眦黄黑，若能食者，脓已成也，赤豆当归散主之。赤豆三斤，水浸芽出，当归三两，为末，浆水服。得通草能下气，得鸡子敷痈疮）。

胞衣不下：用赤豆，男七粒，女二七粒，东流水吞。

妇人吹奶：赤豆酒研温服，以渣敷之。

痈疽初作：赤豆末水和涂之，毒即消散。

腮颊热肿：赤豆末和蜜涂之，一夜即消。或芙蓉花叶末尤妙。

白扁豆（甘温）　通利三焦，厚脾和胃（专治中官之病），降浊升清，消暑除湿。和中州消渴饮水，止带下霍乱吐痢（毒药堕胎：女人服草药堕胎，腹痛者，生扁豆去皮为末，米饮服方寸匕，煎汁饮，亦可丸服。若胎气已伤未堕者，或口噤手强，自汗，头低似中风，九死一生，医多不识，作风治，必死无疑）。

消渴饮水：用金豆丸，白扁豆浸水服之。

赤白带下：白扁豆炒，为末，米饮服。

淡豆豉（甘寒）　能升能散，下气调中，胜热泻肺，解肌发汗。伤寒寒热头疼，满闷躁烦血痢，温毒发斑（《千金》温毒黑膏用之），呕逆疟疾（得葱白治寒热头痛，得栀子治虚烦懊憹，得盐则能吐，得酒则治风，得薤则治伤寒暴痢，得蒜则治脏毒下血）。

小虾蟆有毒，食之令人小便闭涩，脐下闷痛，有至死者，以生豆豉一合投新汲水半碗，浸汁频频饮之即愈。

神曲 辛甘散气调中，温暖健脾开胃。能宣能达，胀满郁结停痰；能伐能消，回乳下胎宿滞（功专化水谷，运积滞。得麦芽、杏仁治胃虚不克。得苍术能壮脾，进饮食。得茱萸治暴泄不止。闪挫腰痛者，煅过淬酒，温服有效。妇人产后欲回乳者，炒研，酒服二钱即止，甚验）。

健胃思食养食丸：治脾胃俱虚，不能消化水谷，胸膈痞闷，腹胁膨胀，连年累月，食减嗜卧，口无味。神曲六两，麦芽炒三两，干姜炮四两，乌梅肉焙四两，为末，蜜丸梧子大，每米饮下。

红曲（甘温） 消食活血，燥胃健脾。产后恶血不尽（有破血之功），下痢赤白损伤（得降香、通草、川山甲、没药治上部内伤，胸膈作痛，怒伤吐血，和童便服神效。得黄连、白扁豆、莲肉、黄芩、白芍、升麻、干葛、乌梅、甘草、滑石、橘红治滞下有神。得续断、降香、延胡索、当归、通草、红花、牛膝、没药、乳香治内伤血瘀作痛。得泽兰、牛膝、地黄、续断、蒲黄、赤芍治产后瘀露不尽，腹中作痛）。

湿热泻痢：丹溪青六丸，用六一散加炒红曲五钱，为末，和丸白汤下。

心腹作痛：赤曲、香附、乳香等分为末，酒服。

麦芽 咸耗肾气，温主通行。资脾土之健运，助胃气以上升（故补脾胃、和中、宽肠）。破冷气食积胀满，消痰饮散结摧生（古人云：麦芽消肾，神曲下胎，其破血散气可知。得干姜、川椒治谷劳嗜卧。立斋治一妇丧子，乳房肿胀欲成痈者，以麦芽一二两炒熟煎服）。

快膈进食：麦芽四两，神曲二两，白术、橘皮各一两，为末和丸，人参汤下。

妊娠去胎：用麦芽一升，蜜一升，服之即下。

谷芽 甘温开胃顺气，和中快脾消食。

韭菜（甘温微酸） 下气温中壮阳，归肾调和脏腑。入血分而行气，善暖腰膝；充肺气而归心，经脉逆行。产妇血晕，消散瘀血，停痰吐衄，尿血（一切血病）能除，胃热噎膈，续骨伤筋（心痛：有食热物及怒郁致死血留于胃口作痛者，宜用韭汁、桔梗入药中，开提气血。肾气上攻以致心痛，宜用韭汁和五苓散为丸，空心茴香汤下。盖韭性急，能散胃口滞血。又，反胃宜用韭汁二杯，入姜汁、牛乳各一杯，细细温服。盖韭汁消血，姜汁下气消痰和胃，牛乳能解热润燥补虚也）。

阴阳易病：男子阴肿，小腹绞痛，头重眼花，宜猥鼠汤主之。猥鼠矢十四枚，韭根一大把，温服，得汗愈，未汗再服。

伤寒劳复，方同上法。

产后血晕：韭菜切，安瓶中，沃以热醋，令气入鼻中即省。

鼻衄不止：韭根、葱根同捣枣大，塞入鼻中即止。

韭菜子（甘温）　治筋痿而暖腰膝，补肝肾以助命门。小便频数，遗尿鬼交甚效；梦中泄精，溺血带下白淫（得龙骨、桑螵蛸主漏精补中。《三因方》治下元虚冷，小便不禁，或成白浊，有家韭子丸。盖韭乃肝之菜，入厥阴经。肾主闭藏，肝主疏泄。《素问》曰：足厥阴病则遗尿。思想无穷，入房太甚，发为筋痿及为白淫，男随溲而下，女子绵绵而下。韭子之治遗精漏泄，小便频数，女人带下者，能入厥阴经补下焦肝及命门之不足。命门者，藏精之府也）。

梦遗溺白：韭子，每日空心生吞三十粒，盐汤下。

玉茎强中：玉茎强硬不痿，精流不住，时时如针刺，掐之即痛，其病名曰强中，乃肾滞漏疾也。用韭子、故纸各一两，为末，每服三钱，水煎服。

烟熏虫牙：用瓦片烧红，安韭子数粒，清油数点，待烟起，以筒吸引至痛处，良久以温水嗽吐，有小虫出甚效，未尽再熏。

葱（生辛散，熟甘温）　外直中空，通行血脉，施行云雨，升散郁阳。解肌发汗，伤寒寒热头疼；泻肺补肝，中风面目浮肿。阴毒腹痛，脚气奔豚。吐衄血利兼疗，通利二便

（葱管吹盐入玉茎中，治小便不通及转脬，危急者效）；折击金伤并治，下乳安娠（凡金疮磕损，折伤血出，疼痛不止者，用葱白、砂糖等分，研封之，痛立止，更无瘢痕也。葱叶亦可用也。腹皮麻痹不仁，多煮葱白，食之即愈。小便闭胀，不治杀人。葱白三斤，锉炒，帕盛，二个更互熨小腹，气透即通也。大肠虚闭，匀气散。用莲须，葱白一根，姜一块，盐一捻，淡豉六七粒捣作饼，烘掩脐中，札定良久，气通即通，不通再作）。

伤寒劳复，因交接者，腹痛卵肿，用葱白捣烂，苦酒调服。

阴毒腹痛，厥逆唇青卵缩，六脉欲绝者，用葱一束，去根及青，留白二寸，烘热安脐上，以熨斗火熨之，葱坏即易，良久，热气退入，手足温，有汗即瘥，乃服四逆汤。若熨而手足不温，不可治。并治脱阳危症。

血壅怪疾：人忽然偏身肉出如锥，既痒且痛，不能饮食，名血壅。不速治必溃脓血，以赤皮葱烧灰，浓洗，饮豉汤数杯自安。

薤白（辛苦温滑）　温中助阳，滑痢散结。调中下之气，行气中之血。肺气喘急上除，胸痹刺疼泻痢，后重下泄，大肠气滞。带下赤白，可涂汤火金疮（和蜜捣涂）；利产安胎，能除水肿寒热（胸痹刺痛：张仲景栝蒌薤白汤治胸痹，痛彻心背，喘息咳吐短气，喉中燥痒，寸脉沉迟，关脉弦数，不治杀人，用栝蒌实一枚，薤白半斤，白酒煎服。《千金方》治胸痹，半夏薤白汤，用薤白四两，半夏、枳实、生栝蒌实，截白浆煎服）。

奔豚气痛：薤白捣汁饮之。

赤白痢下：薤白一握，同米煮粥食之。

妊娠胎动，腹内冷痛，薤白一升，当归四两，煎服。

白芥子　辛泻肺而利气，温暖中而散寒。豁痰利窍，开胃补肝。痰在胁下皮里膜外者，非此莫达；饮留胸胁支满多吐者，用之可安。通经络能止痛消肿（痰行则肿消，气行则痛止），治咳嗽兼解肌发汗。

胸胁痰饮：芥子五钱，白术一两，为末，枣肉和丸，白汤下。

反胃上气：芥子研末，酒服二钱。

肿毒初起：用白芥子末，醋调涂之。

莱菔子（辛甘）　入肺下气而定喘，入脾消食以除胀。生则能升，故吐风痰而宽胸膈；熟则能降，故疗后重而攻积坚（治痰有倒壁冲墙之功）。

齁喘痰促，遇厚味即发，菔子淘净，蒸饼丸，每服三十丸，津液下。

久嗽痰喘：用菔子、杏仁等分，丸服。

气胀气蛊：用菔子研、浸汁、炒一两，浸炒七次为末，米饮服。

姜（辛温）　宣达阳气，严毅正性，去秽恶，通神明。生：行阳分而祛寒发表，宣肺气而解郁调中，畅胃口而开痰下食，止呕吐而咳嗽伤风。干：则温经暖胃去寒冷而守中。炮：理沉寒积湿，达阳气于太阴（引附子能回脉绝无阳）。黑：则补肝坚肾，静安行之阳；去瘀生新，止吐下之血。皮：辛以和脾，寒能止汗，外达皮毛，驱风行水（故治水肿风热，同五味利肺气而治寒嗽。东垣云：生姜为呕家之圣药，润而不燥。凡血虚发热，产后大热，吐血痢血，须炒黑用，则辛窜上行之势全无，苦咸下走之捷乃见，能引血药入血分，气药入气分，去瘀生新，有阳生阴长之意。黑为水色，故去血中之郁热而不寒，止吐血之妄行而不滞）。

产后肉线：一妇产后用力，垂出肉线长三四尺，触之痛引心腹欲绝，一道人令买老姜连皮三斤，捣烂，入麻油二斤拌匀，炒干，先以丝绢五尺，折作方结，令轻轻盛起肉线，使之屈曲作三团，纳入阴户，乃以绢袋盛姜就近熏之，冷则更换，熏一日夜，缩一大半，二日尽入也。云：此乃魏夫人秘传怪病方也。

脉溢怪症：有人毛窍节次血出不止，皮胀如鼓，须臾目鼻口被气胀合，此名脉溢。生姜自然汁和水各半盏，自安。

心脾冷痛，暖胃消痰，二姜丸。用干姜、良姜等分，为丸，猪皮汤下。

脾寒疟疾，方同上。

阴阳易病：伤寒后妇人得病，虽差未满百日，不可与男合，为病拘急，手足拳，腹痛欲死，丈夫名阴易，妇人名阳易，速宜汗之愈。满四日，不可治也。用干姜四两为末，每用半两，白汤调服，覆被出汗后手足伸即愈。

茴香（大茴辛热，小茴辛平）　润肾补肾，舒木舒筋。开胃止呕，补命门之不足；调中下食，暖丹田之元阳。下除脚气，上达膻中。擅祛寒散结之能，阴痿肿痛；逐小肠膀胱之气（寒冷之气），寒疝阴癫（得生姜、盐治囊丸肿大。得川楝子治肾消，饮水，小便如膏油。得杏仁、葱白、胡桃，酒服，治膀胱疝痛。得蚕砂、盐炒治疝气、膀胱小便痛。茴香得盐即引入肾经，则发出邪气。肾不受邪，病自不生也）。

肾虚腰痛：茴香炒研，以猪腰批开，搽末入内，湿纸裹煨熟，空心盐酒下。

腰痛如刺：思仙散。大茴、杜仲各炒研，木香一钱，水煎服。

胁下刺痛：小茴、枳壳炒研末，每二钱，盐酒服。

小肠气坠：用大茴、小茴各三钱，乳香煎服取汗。

《孙氏方》治小肠疝痛不可忍，用大茴、荔枝核炒黑，研末，温酒下。

《濒湖集方》用大茴、花椒研，酒调下。

山药（甘温）　入肺而清虚热，入脾以固胃肠。益气补中，能镇心神安魄；强筋长肉，通治五劳七伤。眼眩头风，泻痢可止，涩精防水（敛肾气，防溢水），肾阴能强。益脾阴，运化痰涎；消硬肿，捣敷痈疮（得羊肉补脾阴，得熟地固肾精）。

小便数多：山药以矾水煮过，云苓等分为末，水服二钱。

脾胃虚弱，不思饮食，山药、白术一两，人参七钱，为末，丸，米饮下。

湿热虚泄：山药、苍术饭丸，米饮下。大人、小儿皆宜。

项后结核或赤肿痛：以生山药一挺，去皮，蓖麻子二粒同研，贴之如神。

百合　甘补肺而益气；涩敛肺以收心（敛下而上，直达于肺，以收为用），消浮肿痞满，止涕泣嗽频（久嗽之人，肺气必虚，虚则宜敛，百合之甘敛胜于五味之酸收），通利二便，不独调中；温肺统治百合（《金匮》云：伤寒后，行往坐卧不定，如有神灵，谓之百合病，仲景有百合四方），更见清热宁神（百合知母汤治伤寒后，已发汗者，用百合七枚，知母三两，同百合汁煮服。百合鸡子汤治已经吐后，用百合七枚，泉水浸煮汁，入鸡子黄一个服。百合代赭汤治已经下后者，用百合七枚，泉水浸，入代赭石一两，滑石三两，同煮服。百合地黄汤治未经汗吐下者，百合七枚，泉水浸，入地黄汁一升，同煎服）。

百合变热者，用百合一两，滑石三钱，为末，服方寸匕。

肺脏壅热，烦闷咳嗽者，新百合四两，蜜和服。

肺病吐血：新百合捣汁，和水饮之，亦可煮服。

痰嗽带血：百合、款冬花同煎服。

桑螵蛸（甘咸） 专敛精而固肾，入肝肾于命门，伤中虚损，益气补心。起阴痿腰痛遗精（强肾之阴），疝瘕血闭（咸能益肾软坚，通血脉）；缩小便遗溺不禁（固肾之气，能通又能缩也），白浊五淋（通肾之府。一男子小便日数次，如稠米泔，心神恍惚，瘦瘁食减，得之女劳，令服桑螵蛸散，药未终一剂而愈。其药安神魂，定心志，治健忘，补心气，止小便数。用桑螵蛸、远志、龙骨、菖蒲、人参、茯神、当归、龟板炙各一两，为末，卧时人参汤下二钱）。

遗精白浊，盗汗虚劳，桑螵蛸炙，白龙骨等分为末，空心盐汤下二钱。

妊妇遗尿不禁：桑螵蛸为末，米饮下。

产后遗尿或尿数：桑螵炙半两，龙骨一两，米饮下。

僵蚕（甘辛咸温） 受湿而僵，故能胜湿；含桑之液，故善祛风。得清化之气，散浊结之痰。泻热清肺，喉痹咽痛多功；经络通行（凡风寒湿热阻滞经络者，皆能通之），中风失音并效。散皮肤丹毒风疮，搔痒可止（《本经》治男子阴痒）；除齿痛头风结核，痰疟兼施（为肺肝胃三经之药，为末，封丁肿，拔根极效，又能减诸疮之瘢痕。喉风喉痹用开关散。僵蚕炒，白矾半生半熟烧，等分为末，各一钱，生姜自然汁调灌，得吐顽痰立效。小儿加薄荷、生姜少许，同调服。得冰片、牙硝、硼砂为细末，吹治喉诸风）。

急喉风痹，如圣散。用白僵蚕、南星等分，生研为末，服一字，姜汁调灌，涎出即愈。后以生姜炙过含之，方无南星。

偏正头痛，并夹头风，连两太阳穴痛，《圣惠方》用僵蚕为末，葱白、茶调服方寸匕。

腹内龟病诗云："人间龟病不堪言，肚里生成硬似砖，自死僵蚕白马尿，不过时刻软如绵。"

瘾疹风疮疼痛：僵蚕焙研，酒服一钱愈。

小儿鳞体：皮肤如鳞，体甲之状，由气血痞涩，亦曰胎垢，又曰蛇体。僵蚕去嘴为煎，汤浴之。一加蛇退。

蚕砂　治风湿瘾疹瘫风（风湿为病，肢节不随），腰脚冷痛（能去冷血、恶血）；主肠鸣热中消渴，风眼烂眩（《陈氏经验方》一抹膏治烂眩风眼，以真麻油浸蚕砂二三升，一宿，研细涂患处即验）。

男妇心痛，不可忍者，晚蚕砂一两，滚汤泡过，滤净，取清水服即止。

蝉蜕 甘能缓肝清肺，寒能散热除风。本湿热之气所化，去湿热以就清高。壮热惊痫，眩晕头风。其性善退，故去目翳而摧生下胎；其脱为壳，故治皮肤之疮痒瘾疹；清响发声，故治失音哑病；昼鸣夜息，故治惊哭夜啼（小儿惊啼。啼而不哭，烦也。哭而不啼，躁也。用蝉蜕二七枚，去翅足为末，入朱砂为末一字，蜜调与吮之）。

破伤风病：蝉蜕研，酒服钱半。又蝉蜕为末，葱涎调涂破处，即时取出恶水，名追风散。

头风旋晕：蝉蜕为末，酒下一钱。

皮肤风疮：蝉蜕、薄荷为末，酒服。

小儿阴肿：多因坐地风袭，及虫蚁所吹，蝉蜕半两煎洗，仍服五苓散，即肿消痛止。

丁疮毒肿不破，则毒入腹，蝉蜕为末，蜜调服。又方，用蝉蜕、僵蚕为末，醋调涂疡四围，候丁根出，拔去再涂。

蚯蚓 穿穴湿居，走筋入络。咸软坚而润下，寒清肾以去热。除膀胱之湿（下行利水），清脾胃之热（积湿郁热）。温病大热狂言（昔人治热病发狂，用蚯蚓数十条，同荆芥捣汁饮之，得出臭汁而解也），大腹黄疸脚气（脚气必须用之为使），小便不通，肾肠风注，小儿癫痫急惊，大人历节痛痹，痘疮紫斑，木舌喉痹（凡血热血瘀，遇之皆化。停蓄畜水，触着皆消。近世用酒煎汁，以救跌扑损伤垂危者，则筋骨无伤，瘀血自去，真神方也。伤寒阳毒结胸，按之极痛，或通而复结，喘促大躁狂乱，取生地龙四条，洗净研，加入姜汁少许，蜜一匙，薄荷汁少许，用新汲水调服，自然汗出而解之也）。

木舌胀满，不治杀人，蚯蚓一条，以盐水化涂之，良久渐消。

小便不通：蚯蚓捣，浸水取汁服。

喉痹塞口：用韭地红蚯蚓数条，醋擂食之，即吐痰血立效。

耳卒聋闭：蚯蚓入盐，安葱内化水点之。

瘰疬溃烂流串者，用荆芥根下段煎汤，温洗良久，看疮破紫黑处，以针刺血，再洗三四次，用韭地上蚯蚓一把，炭上烧红为末，每一匙入乳香、没药、轻粉各半钱，山甲九片，炙为末，油调敷之如神。

龙骨（甘咸涩，微有寒） 涩以止脱，神以治神（变化不测谓之神）。能收敛浮越正气（敛正气而不敛邪气也，所以仲景于伤寒之邪未尽者亦用之），入大肠心肾厥阴。开广神智，固精补心，涩肠益肾，定魄安魂。主心腹鬼疰精物（纯阳能制阴邪），止嗽逆（敛气涤饮）泄痢血脓（收涩之功）。缩小便逐鬼交，遗精带浊；定惊痫敛虚汗（敛元安神），乱梦纷纭。吐衄崩中，用止妄聚妄行之血；心神耗散，均为肠胃滑脱之珍。齿主肝病（肝藏魂），**游魂不定，癫痫狂痉（心经痰饮），镇心凉惊**（徐云：龙者，正天地元气所生，藏于水而离乎水者也。故春分阳气上，井泉冷，龙用事而能飞；秋分阳气下，井泉温，龙退蛰而能潜。人身五脏属阴，而肾尤于阴中之至阴也，凡周身之水归之，故人之元气藏焉，是肾为藏水之脏，而亦为藏火之脏也。所以阴分火动而不藏者，亦用龙骨。盖借其气以藏之，必能自反其宅）。

健忘：久服聪明，益智慧。用白龙骨、远志等分为末，食后服。

劳心梦泄：龙骨、远志等分为末，蜜丸，朱砂为衣，莲子汤下。

暖精益阳：白龙骨四分，远志为末，蜜丸，每冷水空心下。

睡即泄精：白龙骨四分，韭子五合为散，空心，酒下方寸匕。

遗尿淋沥：白龙骨、桑螵蛸等分为末，盐汤下二钱。

泄泻不止：白龙骨、白石脂为末，水丸，紫苏木瓜汤下，量大人、小儿用。

阴囊汗痒：龙骨牡蛎粉扑之。

穿山甲 咸寒有毒，善窜善穿，出阴入阳，穿精贯络。达病所入厥阴阳明，疗蚁瘘及痔漏疥癣，破暑结之疟邪（风疟疮科许为要药），除风湿之冷痹。消肿排脓，通经下乳（《经验方》云：凡风湿冷痹之症，因水湿所致，浑身上下，强直不能屈伸，痛不可忍者，于五积散加山甲七片，看病在左右手足，或臂胁疼痛处，即于鲮鲤身上取甲炮熟，同全蝎炒十一个，姜同水煎，入无灰酒一匙，热服取汗，避风甚良）。

妇人阴㿗，硬为卵状，随病之左右，取山甲之左右边，以砂炒焦黄为末，每服二钱，酒下。

乳汁不通：涌泉散。用山甲炮研酒下，外以油梳梳乳。

乳岩、乳痈，方同上法。

吹奶疼痛：山甲炙焦，木通一两，自然铜生用半两，为末，每二钱，酒服。

停耳出脓：山甲烧存性，入麝香少许，吹之。

龟板 大有补阴之功（阴虚血热，阴血不足之症），禀咸寒润下之性；为制群动之物，具纯阴至静之能。益肾而清肾热，补心而通湿灵，益气资智，滋阴养精。治漏下之赤白，破痰疟与癥瘕。小儿囟门不合（肾气亏而骨气不足也），女子阴蚀疮生（阴虚而邪热为病），劳热骨蒸，肠风五痔，腰脚酸痛（能续筋骨），吐衄血崩（去瘀血）。止久嗽兮泻痢，通任脉兮催生。胶：尤宜滋补，且兼养肺。

抑结不计散：用龟心甲酒炙五两，侧柏叶炒五两半，香附童便浸二宿炒二两，米和丸，空心温酒服。

难产催生：用龟板烧灰，酒服。

《文摘》云：治产三五时不下，垂死，及矮小女子交骨不开者，用千年龟板壳二个炙，妇人头发一握烧灰，川芎、当归各二两，每服七钱，水煎服。

小儿头疮，月蚀耳疮，中吻生疮，俱用龟板烧灰傅之。

人咬伤：龟板骨、鳖肚骨各十片，烧研，油调搽之。

鳖甲 色青入肝（肝经血分之药），咸寒益肾。和血滋阴，泻水肾之邪热；润燥保肺，软肝血之积坚。癥瘕痃癖，胁痛腰疼。阴虚郁怒，寒热劳瘦骨蒸；元气久虚，气窒血凝疟母（疟必暑邪，邪陷中焦则结为疟母。鳖能胜暑，散结去痞，为治疟之要药也）。阴蚀息肉，痔核肠痈。退伏热于胃中，长阴气于肝肾。止惊痫缓肝补心，下瘀血堕胎难产（得青蒿治骨蒸劳热）。

老疟劳疟：用鳖甲炙研，酒服，入雄黄少许。

奔豚气痛，正冲心腹，鳖甲炙三两，三棱煨二两，桃仁四两，汤浸研汁煎良久，下醋服。

血瘕癥癖：用鳖甲、琥珀、大黄为末，酒服二钱，少时恶血即下。若妇人小肠冲血，下尽即休服也。

吐血不止：鳖甲、蛤粉各二两，同炒色黄，熟地两半，晒干为末，每服二钱，食后茶下。

阴头生疮，人不能治者，用鳖二枚，研鸡子白和敷。

牡蛎　和血泻肝，清肾去热（为肝肾血分之药）。补心肺之虚，泻肾肝之邪，敛无形之气化，散有形之聚结。寒能清热补水，止渴除烦（降逆除湿）；咸可消痰软坚（瘰疬结核），疝瘕老血；涩固肺气，缩小便而厚大肠。收敛心神，止虚汗而疗梦泄。带浊崩中，温疟寒热。去胁下之坚满，咳嗽痛惊；退骨热之虚劳，心痛气结（味咸入足少阴经，功专降逆止汗。得柴胡去胁下硬，得松罗茶能消项上结核，得大黄能消股间肿，得地黄能涩精，得元参、甘草、腊茶治瘰疬奇效）。

百合变渴，伤寒传成。百合病，如寒无寒，如热无热，欲卧不卧，欲行不行，饮食不食，口苦便赤，得药则吐，利变成渴疾，久不痊者，用牡蛎熬二两，天花粉二两，为末服。

心脾气痛，气实有痰者，牡蛎煅粉，酒服二钱。

虚劳盗汗：牡蛎粉、麻黄根、黄芪等分为末，煎水温服。

水病囊肿：牡蛎煅粉三两，干姜炮一两，研末调糊扫上，须臾囊热如火，干即再上，小便利即愈。一方，葱汁、白面同调，小儿不用干姜。

石决明（咸平）　补肝清热（入足厥阴），益精滋阴。内障劳热骨蒸，磨翳明目，利便通淋（得枸杞、甘菊花治头痛目昏，得谷精草治痘后目翳）。

解白酒酸：用石决明不拘多少，数个以火煅研，将白酒荡热，以决明末搅入酒内，盖住一时取饮之，其味即不酸。

五灵脂 气厚纯阴，走肝最速（入肝血分）。补心缓肝，活血散瘀。通利百脉，冲任二脉兼调；止痛和中，心腹冷气尽逐。至若血闭能通（生用），经多能止。一切血病，肠风血痢，瘀露崩中，诸痛咸宜，心腹胁肋，少腹疝气（血气刺痛）。痰挟血而成巢，血贯睛而目翳。惊疳蛇毒皆疗，无瘀血虚则忌。生用咸多，能渗能行（生则微焙，研末酒飞）；熟用甘多，能缓能止（熟则炒令烟尽。失笑散：男女老少，心痛、腹痛、少腹痛、小肠疝气，诸药不效者，能行能止，妇人妊娠心痛及产后心痛、小腹痛，血气尤妙。用五灵脂、蒲黄等分研末，先以醋二杯调末熬成膏，连药热服，或童便酒服。有人被毒蛇所伤，良久昏愦，一老僧以酒调药二钱，灌之遂苏，仍以滓敷咬处，少顷复灌二钱，其苦皆去，问之，乃五灵脂一两，雄黄半两，同为末耳。其后有中蛇毒者，用之成效）。

心脾虫痛，不拘男女，用五灵脂、槟榔为末，水煎菖蒲，调服二钱，作饼，猪肉一二斤。

胎衣不下，恶血冲心，用五灵脂半生半熟，炒研二钱酒下。

咳嗽肺胀：皱肺丸。用五灵脂二两，胡桃仁一个，柏子仁半两，研匀滴水和丸，甘草汤下。

痰血凝结：紫芝丸。用五灵脂水飞，半夏泡等分为末，姜汁浸，蒸饼丸饮下。目生浮翳，五灵脂、海螵蛸各等分为末，熟猪肝日蘸食之。

血痣溃血：一人旧有一痣，偶抓破血出一线，七日不止，欲死，用五灵脂末搽上即止。

血溃怪病：凡人目中白珠浑黑，而视物如常，毛发坚直如铁条，能饮食而不语如醉，名曰血溃。以五灵脂为末，汤服二钱即愈。

夜明砂 寒能除血热气壅，辛能散内外结滞（入肝经血分。《本经》破寒热积聚，血气腹痛）。明目养阴（治目盲、障翳、雀目），消瘀行血，止疟下胎，杀疳除翳。

燕窝 甘能和脾，养肺缓肝；咸能补心，泻肾除热。滋涸竭而化痰涎，补虚劳而和气血。

阿胶（甘咸平） 润燥养肝，化痰清肺，和血补阴，滋肾益气，散热除风，澄清肾水。心腹内崩（血脱之疾），劳极寒热如疟；四肢酸痛（血枯之疾），羸瘦腰腹内疼。利小便而调大肠，尿血下痢（痢疾多因伤暑伏热而成，阿胶乃大肠之要药，有热毒留滞者则能疏导，无热毒留滞者则能平安矣）；治肺痿而吐脓血，吐衄崩中。咳嗽喘急，不论肺实肺虚（安肺润肺，其性和平，为肺经之要药）；漏血安胎，无分产前产后。

吐血不止：用阿胶炒二两，蒲黄六合，生地三升，水煎服。

肺损呕血，并开胃，阿胶三钱，木香一钱，糯米一合半，为末，每服一钱，百沸汤点服。

赤白痢疾：黄连阿胶丸。治肠胃气虚，冷热不调，下痢赤白，里急后重，腹痛，小便不利。用阿胶炒，水化成膏一两，黄连、茯苓捣丸，粟米汤下。

大衄不止，口耳俱出，阿胶炙、蒲黄、生地汁同煎温服，急以帛系两乳。

月水不调：阿胶、蛤粉炒成珠，研末，热服即安。

月水不止，妊娠尿血，妊娠下血，妊娠血痢，俱用阿胶酒服。

虎骨（辛微热）　属金而制木，虎啸则风生。追风健骨，定痛止惊。筋骨毒风挛急，屈伸不得；疬节走注疼痛，益髓填精（汪注大要，主于补肾命门，实肾，骨之主药，有填精益髓之功，而追风之力亦于是著焉）。

臂胫痛疼：虎骨酒治之。虎骨炙黄、羚角屑各二两，芍药二两，以酒浸之。

疬节风痛：虎骨酒炙三两，没药七两，为末，每服二钱，温酒服。

犀角（苦酸咸寒）　补敛心神，降泻实热。泻肝胆相火，清脾胃湿热（本阳明、少阴药。入心凉心血，入胃散邪食，百毒能解。百毒病喷血，能清血热，犀有喷血病，而角能清血热），镇肝祛风，凉心解热。温疫烦乱谵语，发黄发斑伤寒，蓄血狂言，吐血衄血（得生地、连翘治热邪入络）。

下痢鲜血：犀角、地榆、生地各一两，为末，蜜丸，煎服五合，去渣温服。

羚羊角 补心宁神，宣布血脉，无坚不软，无瘀不行，兼平君相二火，专入厥阴肝经，降已亢之阳，除邪妄之热。目为肝窍，能清肝明目去障；肝为风脏，能祛风搐搦痫惊（治子痫痉疾）。其合在筋，故舒筋脉挛急，病节掣疼；其神为魂，故安惊梦狂越，恶鬼不祥；所藏在血，能散瘀血，下注毒痢疝疼；在志为怒，能降烦满，气逆噎塞不通。热甚则风生，寒能除热散邪；苦降走下焦，咸能起阴益气（得钩藤息肝风）。

鹿茸（甘咸热） 大补命门，恒通督脉。生精补髓，养血助阳，益气强志，健骨壮筋。故治腰肾虚寒，四肢冷痛，头眩目暗，崩带遗精。

阴虚腰痛，不能反侧，鹿茸炙、菟丝子各一两，茴香半两，为末，以羊肾二对，酒煮烂，捣泥和丸，酒下。

肾虚腰痛，如锥刺不能动，鹿角屑三两，炒研酒下。

卒腰脊痛，不能转侧，鹿角五寸烧赤，投酒浸一宿饮。

鹿角（咸温） 除少腹腰脊血痛，留血在阴中；治胞中余血不尽，鬼交于夜梦（妇人梦鬼交者，清酒服一撮，则去鬼精）。生则散结行血，消肿辟邪；熟则益肾补虚，强精活血。

堕胎血瘀不下，狂闷寒热，用鹿角屑一两为末，豉汤服，须臾血下。

盗汗遗精：角霜二两，生龙骨、煅牡蛎各一钱，为末，酒丸，盐汤下。

虚损尿血：鹿角三两炙，水煎服。

小便不禁，上热下寒者，角霜为末，酒丸，酒汤下。

小便数多：角霜、白茯苓为末，酒和丸，盐汤下。

鹿胶（甘温） 强阳益精，滋补气血。伤中劳嗽，尿血尿精，漏下赤白，血闭不生。霜：补阳益精，多汗淋露，补中益气，少便频多。

猳鼠矢 咸苦泄结软坚，微寒入肝除热。伤寒劳复有功，阴阳易病尤捷（矢其气化之余，有通而去之之义也）。小儿疳疾腹大，女子经闭不月，吹奶乳痈，膀胱水结（得白芷、山慈菇、山豆根、连翘、银花、蒲公英、夏枯草、贝母、橘络、天花粉、紫花地丁、牛子治乳痈、乳岩有效）。

乳痈初起：雄鼠矢七枚，研末酒服，取汗即散。

折伤瘀血，伤损筋骨疼痛：鼠矢烧末，猪脂和敷急裹，不过半日痛止。

伤寒劳复发热：鼠矢、栀子、枳壳、葱白、豆豉煎服。

阴阳易及劳复：鼠矢、韭根煎服，得黏汗为效。

发灰（即血余）　咸以补心泻肾，苦则补肾泻心（入肝肾血分）。凉血散瘀，长肉养阴，利小便水道，通关格五癃。鼻衄舌血（灰吹鼻衄，同茅根服，止舌血），吐痢血淋（诸血症能行能止）。疗惊痫心窍瘀血，治冲任寒气上侵（妇人阴吹，胃气下泄，阴吹而止喧，此谷气之食也，宜猪膏发煎导之。用猪膏半斤，乱发如鸡子大三枚，和煎，发消药成矣，分再服。病从小便中出也。仲景方。得滑石治小便淋闭）。

诸窍出血：胎发灰敷之即止，或吹入鼻中。上下诸血，或吐血，或心衄，或内崩，或舌上出血，并用发灰水服。

女劳黄疸：因大热大劳，交接后入水所致，身目俱黄，发热恶寒，小腹急满，小便难，用膏发煎治之，此仲景方也。

童便　寒伏热而泻肾，咸走血而补心。滋阴甚速，降火甚神，能引肺火下行，三焦通利。用治久嗽上气，肺痿失音，败血入肺，瘀露攻心，止阴火咳嗽吐衄，除虚劳烦热骨蒸，能疗跌仆损伤，可免产后血晕。

头痛至极：童便一盏，葱豉汤同服。

秋石（咸温）　滋肾水，养丹田，润三焦，安五脏，为滋阴降火之药，有反本还元之能。虚劳咳嗽，白浊遗精。

人中黄　降心肺逆气，破积攻坚；燥脾胃湿热，消痰解毒。大解五脏实热，能治天行热狂。

茜草（苦寒酸咸） 色赤入血，活血通经。泻肝则血藏而不瘀，补心则血用而能行。止妄行之血，济气血之平。劳伤吐血，积瘀漏崩（苦寒伤胃，泄泻少食者勿服）。

旱莲草（甘酸平） 补心血，泻心火，济水火，交心肾。乌须止血，添脑益阴（膏点鼻中添脑）。

昔人有二至丸，夏至收旱莲草，冬至收女贞子，蜜丸服甚佳。

苍耳子 甘苦而温，善于发汗。上下内外，无所不达。至上通脑顶，头鼻目齿（头痛鼻渊，目暗齿痛）；下行足膝，拘挛痛痹；外达皮毛，遍身瘙痒（疥癣细疮）；内在骨髓，随风燥湿（治遍身痦蕾作痒，以之浴身，熏洗数次，无不愈者。苍耳子一两，豨莶草一握，紫背浮萍半碗，蛇床子五钱，北防风五钱）。

全蝎 色青入肝，专入厥阴风木；辛甘有毒，故善驱风逐邪（善逐肝风，深透骨髓）。小儿瘹疹脐风（宜用宣风散），惊痫抽掣；大人中风不遂，语涩歪斜（用牵正散）。破伤要药（破伤中风宜以全蝎、防风为主），耳聋可瘥（耳暴聋闭，全蝎去毒，为末，酒服一钱，以耳中闻水声即效。破伤中风，用全蝎、麝香各一分，敷患处，令风速愈）。

宣风散：治初生断脐后，伤风湿，唇青中撮，出白不乳，用蝎二十一个，酒涂炙为末，干入麝少许，每用金银汤煎调服。

运字牵正散：治口眼㖞斜，白附子、僵蚕、全蝎等分，为末，酒服三钱。

大人风涎：用蝎一个头尾全者，以薄荷四叶裹。

小儿惊风：分四服，如前法。

《本草衍句》终

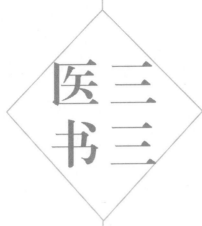

药
征

日·吉益东洞 撰

提要

　　本草始于神农，仅载气味、主治，自陶宏景而后诸家著作日多，而经旨反晦，益穿凿附会，夸言功用，按之实际，岂能收效？东洞氏有鉴于斯，爰著《药征》，以征其失。书分三卷，品共五十有四，每品分考征、互考、辨误、品考四项，拈仲景之证，以征其用；辨诸氏之说，以明其误。且其所征皆为驱疾要药，有功斯道，洵非浅鲜，如石膏宜重用，忌煅用，为张君经验之言，而先生亦早已论及。

自序

　　《书》曰：若药弗瞑眩，厥疾弗瘳。《周官》曰：医师掌医之政令，聚毒药，共医事。由是观之，药毒也，而病毒也，药毒而攻病毒所以瞑眩者也。而考本草，有毒者有焉，无毒者有焉，为养者有之，不养者有之。于是人大惑焉，世远人泯经毁，虽欲正之，末由也已，今之所赖也，天地人耳。夫有天地，则有万物焉，有万物，则有毒之能也，有人则病与不而有焉，是古今之所同也。从其所同，而正其所异也，孰乎不可正哉！扁鹊之法，以试其方也，药之瞑眩，厥疾乃瘳，若其养与不养邪，《本草》之云，终无其验焉。故从事于扁鹊之法，以试其方，四十年于兹，以量之多少，知其所主治也。视病所在，知其所旁治也。参互而考之，以知其征，于是始之所惑也，粲然明矣。凡攻疾之具，则药皆毒，而疾医之司也。养精之备，则辨有毒无毒，而食医之职也。食者常也，疾者变也，吾党之小子，常之与变，不可混而为一矣。而《本草》也，混而一之，乃所以不可取也。不可取乎，则其方也。规矩准绳，是故扁鹊之法，以试其方之功，而审其药之所主治也。次举其考之征，以实以所主治也。次之以方之无征者，参互而考次之。以古今误其药功者，引古训而辨之，次举其品物，以辨真伪，名曰《药征》也。犹之一物也，异其用，则异其功。

是以养其生者，随其所好恶；攻其疾者，不避其所好恶。故食医之道，主养其精也。故撰有毒无毒，而随其所好恶也。疾医之道，主攻其疾也。故药皆毒而不避其所好恶也，而为医者不辨之，混而为一，疾医之道，所以绝也。夫古今不异者，天地人也；古今异者，论之说也。以其不异，以正其异，不异则不异，异则异也。譬如人君用人，率材则功，违材则无功矣。一物无异功，用异则功异，用养生乎？用攻疾乎？养生随其所好恶，攻疾不避其所好恶，不知其法，焉得其正？其法既已建，而后以其不异，以正其异，不异则不异，异则异。诗曰：伐柯，伐柯，其则不远，是之谓也。盖今之为医之论药也，以阴阳五行，疾医之论药也，唯在其功耳。故不异则不异，异则异。然则治疾如之何，匪攻不克；养生如之何，匪性不得。吾党之小子，勿眩于论之说，以失其功实云尔。

　　　　　　明和八年中秋之月日本艺阳吉益为则题

东洞先生著述书日记

秦张已没，疾医之道熄焉，而阴阳五行之说炽也。家谈延命，户论养气，而各有所著。其言可闻，而其事不可行矣。先考东洞翁，生于千载之下，以复古为己任焉，而其所著述，凡若干卷。方术之士，往往视之，谓是直古疾医之道也。方是时私淑于先人，而唱古医之方者，不可胜数矣。故其书益见贵，惧后世妄造无根之言，假托先人之名，崇饰其书，以贪利买使，后进眩惑而大伤先人之志也，岂可不识乎哉！于是录其书目如左。

方极一卷

类聚方一卷

医事或问二卷

药征三卷

上四部既刊行者。

古书医言四卷

先命医事古言者，后改之。

东洞先生遗稿三卷

先人固非文苑之徒也，所以集之不为文章，其言志辨惑，应问释疑者，关涉于医而有益于事，故辑之也。

上二部校已成，刊行在迩。

医方分量考一卷

以上一部，先人颇有所考而著之，以其未全备，故秘不刊行。

方选一卷

丸散方一卷

以上二部，先人为平日调剂所编，故藏于家而不公之，但入门者，得誊写耳。以上凡九部，十七卷。

医断一卷

建殊录一卷

以上二部，门人所著，而先人鉴定之，前既刊行。

天明五年乙巳之春男辰谨记

目录

药征　卷之上

东洞吉益先生著

门人石见中村贞治子亨校

绍兴裘庆元吉生刊

石　膏

主治烦渴也，旁治谵语、烦躁、身热。

考　征

白虎汤证曰：谵语，遗尿。

白虎加人参汤证曰：大烦渴。

白虎加桂枝汤证曰：身无寒，但热。

以上三方，石膏皆一斤。

越婢汤证曰：不渴，续自汗出，无大热。（不渴，非全不

渴之谓。无大热，非全无大热之谓也。说在《外传》中）

麻黄杏仁甘草石膏汤，证不具也。（说在《类聚方》）

以上二方，石膏皆半斤。

大青龙汤证曰：烦躁。

木防己汤，证不具也。（说在《类聚方》）

以上二方，石膏皆鸡子大也。为则按：鸡子大，即半斤也。木防己汤，石膏或为三枚，或为十二枚，其分量难得而知焉。今从旁例，以为鸡子大也。

观此诸方，石膏主治烦渴也，明矣。凡病烦躁者，身热者，谵语者，及发狂者，齿痛者，头痛者，咽痛者，其有烦渴之证也，得石膏而其效核焉。

互　考

《伤寒论》曰：伤寒脉浮，发热无汗，其表不解者，不可与白虎汤。渴欲饮水，无表证者，白虎加人参汤主之。

为则按：上云不可与白虎汤，下云白虎加人参汤主之。上下恐有错误也。于是考诸《千金方》，揭《伤寒论》之全文，而白虎汤加人参汤作白虎汤是也，今从之。

《伤寒论》中，白虎汤之证不具也，《千金方》举其证也备矣，今从之。

辨　误

《名医别录》言：石膏性大寒，自后医者怖之，遂至于置而不用焉。仲景氏举白虎汤之证曰"无大热"，越婢汤之证亦云，而二方主用石膏。然则仲景氏之用药，不以其性之寒热也，可以见已。余也笃信而好古，于是乎，为渴家而无热者，投以石膏之剂，病已而未见其害也。方炎暑之时，有患大渴引饮而渴不止者，则使其服石膏末，烦渴顿止，而不复见其害也。石膏之治渴而不足怖也，斯可以知已。

陶弘景曰"石膏发汗"，是不稽之说，而不可以为公论。仲景氏无斯言，意者陶氏用石膏，而汗出即愈。夫毒药中病，则必瞑眩也。瞑眩也，则其病从而除。其毒在表则汗，在上则吐，在下则下。于是乎，有非吐剂而吐，非下剂而下，非汗剂而汗者，是变而非常也。何法之为？譬有盗于梁上，室人交索之，出于右，则顺而难逃；逾于左，则逆而易逃。然则虽逆乎？从其易也，毒亦然。仲景曰：与柴胡汤，必蒸蒸而振，却发热汗出而解。陶氏所谓石膏发汗，盖亦此类也已。陶氏不知，而以为发汗之剂，不亦过乎？

后世以石膏为峻药，而怖之太甚，是不学之过也。仲景氏之用石膏，其量每多于他药，半斤至一斤，此盖以其气味之薄故也。余尝治青山侯臣蜂大夫之病，其证平素毒着脊上七椎至十一椎，痛不可忍，发则胸膈烦闷而渴，甚则冒而不省人事，有年数矣。一日大发，众医以为大虚，为作独参汤，贴二钱，日三服。六日未知也，医皆以为必死，于是家人召余诊之，脉绝如死状，但诊其胸，微觉有烦闷状，乃作石膏黄连甘草汤与之。一剂之重三十五钱，以水一盏六分，煮取六分，顿服。自昏至晓，令三剂尽，通计一百有五钱，及晓，其证犹梦而顿觉。次日，余辞而归京师，病客曰：一旦决别，吾则不堪，请与君行，朝夕于左右。遂俱归京师。为用石膏如故，居七八十许日而告瘳。石膏之非峻药而不可怖也，可以见焉尔。

品　考

石膏　本邦处处出焉，加州、奥州最多，而有硬软二种，软者上品也。《别录》曰：细理白泽者良。雷敩曰：其色莹净如水精。李时珍曰：白者洁净细文，短密如束针。为则曰：采石药之道，下底为佳，以其久而能化也。采石膏于其上头者，状如米糕；于其下底者，莹净如水精，此其上品也。用之之法，唯打碎之已，近世火煅用之，此以其性为寒故也。臆测之为也，余则不取焉。大凡制药之法，制而倍毒则制之，去毒则不，是毒外无能也。诸药之下，其当制者，详其制也，不制者不，下皆效之。

滑　石

主治小便不利也，旁治渴也。

考　征

猪苓汤证曰：渴欲饮水，小便不利。

以上一方，滑石一两。

此方，斯可见滑石所主治也。

滑石白鱼散证曰：小便不利。

蒲灰散证曰：小便不利。

余未试二方，是以不取征焉。

互　考

余尝治淋家，痛不可忍而渴者，用滑石矾甘散，其痛立息。屡试屡效，不可不知也。

品　考

滑石　和、汉共有焉，处处山谷多出之也。软滑而白者，入药有效。宗奭曰：滑石，今之画石，因其软滑，可写画也。时珍曰：其质滑腻，故以名之。

芒　硝

主软坚也，故能治心下痞坚、心下石硬、小腹急结、结胸、燥屎大便硬，而旁治宿食腹满、小腹肿痞之等诸般难解之毒也。

考　征

大陷胸汤证曰：心下痛，按之石硬。

以上一方，芒硝一升，分量可疑，故从《千金方》大陷胸丸，作"大黄八两，芒硝五两"。

大陷胸丸证曰：结胸，项亦强。

以上一方，芒硝半斤，分量亦可疑，故从《千金方》作"五两"。

调胃承气汤证曰：腹胀满。又曰：大便不通。又曰：不吐，不下，心烦。

以上一方，芒硝半斤，分量亦可疑。今考《千金方》《外台秘要》，此方无有焉，故姑从桃核承气汤以定芒硝分量。

柴胡加芒硝汤证，不审备也。（说在"互考"中）

以上一方，芒硝六两。

大承气汤证曰：燥屎。又曰：大便硬。又曰：腹满。又曰：宿食。

大黄牡丹汤证曰：小腹肿痞。

木防己去石膏加茯苓芒硝汤证曰：心下痞坚云云，复与，不愈者。

以上三方，芒硝皆三合。

大黄硝石汤证曰：腹满。

以上一方，硝石四两。

橘皮大黄朴硝汤证曰：鲙食之在心胸间不化，吐复不出。

桃核承气汤证曰：少腹急结。

以上二方，朴硝、芒硝皆二两。

消矾散证曰：腹胀。

以上一方，硝石等分。

观此数方，芒硝主治坚块，明矣，有软坚之功也，故旁治宿食腹满、少腹肿痞之等诸般难解者也。

互　考

柴胡加芒硝汤，是小柴胡汤而加芒硝者也。而小柴胡汤主治胸胁苦满，不能治其块，所以加芒硝也。见"人参辨误"中说，则可以知矣。

品　考

硝石　和、汉无别。朴硝、芒硝、硝石本是一物，而各以形状名之也，其能无异，而芒硝之功胜矣，故余家用之。

甘　草

主治急迫也。故治里急、急痛、挛急，而旁治厥冷、烦躁、冲逆之等诸般迫急之毒也。

考　征

芍药甘草汤证曰：脚挛急。

甘草干姜汤证曰：厥，咽中干，烦躁。

甘草泻心汤证曰：心烦不得安。

生姜甘草汤证曰：咽燥而渴。

桂枝人参汤证曰：利下不止。

以上五方，甘草皆四两。

芍药甘草附子汤证，不具也。（说在"互考"中）

甘麦大枣汤证曰：脏躁，喜悲伤欲哭。

以上二方，甘草皆三两。

甘草汤证曰：咽痛者。

桔梗汤证，不具也。（说在"互考"中）

桂枝甘草汤证曰：叉手自冒心。

桂枝甘草龙骨牡蛎汤证曰：烦躁。

四逆汤证曰：四肢拘急厥逆。

甘草粉蜜汤证曰：令人吐涎，心痛发作有时，毒药不止。

以上六方，甘草皆二两。

以上八方，甘草二两、三两，而亦四两之例。

苓桂甘枣汤证曰：脐下悸。

苓桂五味甘草汤证曰：气从小腹上冲胸咽。

小建中汤证曰：里急。

半夏泻心汤证曰：心下痞。

小柴胡汤证曰：心烦。又云：胸中烦。

小青龙汤证曰：咳逆，倚息。

黄连汤证曰：腹中痛。

人参汤证曰：逆抢心。

旋覆花代赭石汤证曰：心下痞硬，噫气不除。

乌头汤证曰：疼痛不可屈伸。又云：拘急不得转侧。

以上十方，甘草皆三两。

排脓汤证，阙。（说在"桔梗"部）

调胃承气汤证曰：不吐，不下，心烦。

桃核承气汤证曰：其人如狂。又云：少腹急结。

桂枝加桂汤证曰：奔豚，气从少腹上冲心。

桂枝去芍药加蜀漆龙骨牡蛎汤证曰：惊狂，起卧不安。

以上五方，甘草皆二两。

观此诸方，无论急迫，其他曰痛、曰厥、曰烦、曰悸、曰

咳、曰上逆、曰惊狂、曰悲伤、曰痞硬、曰利下，皆甘草所
主，而有所急迫者也，仲景用甘草也。其急迫剧者，则用甘草
亦多；不剧者，则用甘草亦少。由是观之，甘草之治急迫也，
明矣。古语曰：病者苦急，急食甘以缓之。其斯甘草之谓乎？
仲景用甘草之方甚多，然其所用者，不过前证，故不枚举焉。
凡征多而证明者，不枚举其征，下皆效之。

互 考

甘草汤证曰：咽痛者，可与甘草汤，不差者，与桔梗汤。
凡其急迫而痛者，甘草治之；其有脓者，桔梗治之。今以其急
迫而痛，故与甘草汤；而其不差者，已有脓也，故与桔梗汤。
据此推之，则甘草主治，可得而见也。

芍药甘草附子汤，其证不具也。为则按其章曰：发汗，病不
解，反恶寒。是恶寒者，附子主之；而芍药、甘草则无主证也。
故此章之义，以芍药甘草汤，脚挛急者，而随此恶寒，则此证始
备矣。

为则按：调胃承气汤、桃核承气汤俱有甘草，而大小承气
汤、厚朴三物汤皆无甘草也。调胃承气汤证曰：不吐，不下，
心烦。又曰：郁郁微烦。此皆其毒急迫之所致也。桃核承气汤
证曰：或如狂，或少腹急结。是虽有结实，然狂与急结，此皆
为急迫，故用甘草也。大小承气汤、厚朴三物汤、大黄黄连泻

心汤，俱解其结毒耳，故无甘草也。学者详诸。

辨　误

陶弘景曰：此草最为众药之主。孙思邈曰：解百药之毒。甄权曰：诸药中，甘草为君，治七十二种金石毒，解一千二百般草木毒，调和众药有功。呜呼！此说一出，而天下无复知甘草之本功，不亦悲哉？若从三子之说，则诸凡解毒，唯须此一味而足矣！今必不能，然则其说之非也，可以知已。夫欲知诸药本功，则就长沙方中，推历其有无、多少与其去加，引之于其证，则其本功可得而知也。而长沙方中，无甘草者居半，不可谓众药之主也，亦可以见已。古语曰：攻病以毒药。药皆毒，毒即能。若解其毒，何功之有？不思之甚矣。学者察诸，夫陶弘景、孙思邈者，医家之俊杰，博治之君子也，故后世尊奉之至矣。而谓甘草众药之主，谓解百药之毒，岂得无征乎？考之长沙方中，半夏泻心汤本甘草三两，而甘草泻心汤更加一两，是足前为四两，而误药后用之，陶、孙盖卒尔见之，谓为解药毒也。呜呼！夫人之过也，各于其党，故观二子之过，斯知尊信仲景之至矣。向使陶、孙知仲景误药后所以用甘草，与不必改其过，何也？陶、孙诚俊杰也，俊杰何为文其过乎？由是观之，陶、孙实不知甘草之本功也，亦后世之不幸哉！

东垣李氏曰：生用则补脾胃不足，而大泻心火；炙之则补三焦元气，而散表寒。是仲景所不言也。五脏浮说，战国以降。今欲为疾医乎？则不可言五脏也。五脏浮说，战国以降，不可从也。

品　考

甘草　华产上品，本邦所产者不堪用也。余家唯锉用之也。

黄　芪

主治肌表之水也，故能治黄汗、盗汗、皮水，又旁治身体肿或不仁者。

考　征

芪芍桂枝苦酒汤证曰：身体肿，发热汗出而渴。又云：汗沾衣，色正黄如药汁。

防己黄芪汤证曰：身重，汗出恶风。

以上二方，黄芪皆五两。

防己茯苓汤证曰：四肢肿，水气在皮肤中。

黄芪桂枝五物汤证曰：身体不仁。

以上二方，黄芪皆三两。

桂枝加黄芪汤证曰：身常暮盗汗出者。又云：从腰以上必汗出，下无汗，腰髋弛痛，如有物在皮中状。

以上一方，黄芪二两。

黄芪建中汤证，不具也。

以上一方，黄芪一两半。

观此诸方，黄芪主治肌表之水也，故能治黄汗、盗汗、皮水；又能治身体肿或不仁者，是肿与不仁，亦皆肌表之水也。

互　考

芪芍桂枝苦酒汤、桂枝加黄芪汤，同治黄汗也。而芪芍桂枝苦酒汤证曰"汗沾衣"，是汗甚多也。桂枝加黄芪汤证曰"腰已上必汗出，下无汗"，是汗少也。以此考之，汗之多少，即用黄芪多少，则其功的然可知矣。

防己黄芪汤、防己茯苓汤同治肌肤水肿也，而黄芪有多少。防己黄芪汤证曰：身重，汗出。防己茯苓汤证曰：水气在皮肤中。此随水气多少，而黄芪亦有多少，则黄芪治肌表之水明矣。故芪芍桂枝苦酒汤、桂枝加黄芪汤，随汗之多少，而用黄芪亦有多少也。

黄芪桂枝五物汤证曰：身体不仁。为则按：仲景之治不仁，虽随其所在，处方不同，而历观其药，皆是治水也。然则不仁是水病也，故小腹不仁、小便不利者，用八味丸以利小便，则不仁自治。是不仁者，水也。学者思诸。

防己黄芪汤，《金匮要略》载其分量与《外台秘要》异。

为则夷考其得失，《外台秘要》古，而《金匮要略》不古矣，故今从其古者也。

辨 误

余尝读《本草》，载黄芪之功。陶弘景曰：补丈夫虚损、五劳羸瘦，益气。甄权曰：主虚喘肾衰，耳聋内补。嘉谟曰：人参补中，黄芪实表也。余亦尝读《金匮要略》，审仲景之处方，皆以黄芪治皮肤水气，未尝言补虚实表也。为则尝闻之，周公置医职四焉：曰食医，曰疾医，曰疡医，曰兽医。夫张仲景者，盖古疾医之流也。夫陶弘景，尊信仙方之人也。故仲景动言疾病，而弘景动论养气，谈延命，未尝论疾病。后世之喜医方者，皆眩其俊杰，而不知其有害于疾医也。彼所尊信而我尊信之，滔滔者天下皆是也，岂不亦悲哉？夫逐奔兽者，不见大山；嗜欲在外，则聪明所蔽。故其见物同，而用物之异。仲景主疾病者也，弘景主延命者也；仲景以黄芪治水气，弘景以之补虚。夫药者，毒也，毒药何补之为？是以不补而为补。以不补而为补，是其聪明为延命之欲所蔽也。古语曰：邪气盛则实，精气夺则虚。夫古所谓虚实者，以其常而言之也。昔者常无者，今则有之，则是实也；昔者常有者，今则无之，则是虚也。邪者，常无者也；精者，常有者也。故古所谓实者，病也；而虚者，精也。因病而虚，则毒药以解其病毒，而复其故也；非病而虚，则非毒药之所治也，以谷肉养之。故曰：攻病以毒药，养精以谷肉果菜。今试论之。天寒肌肤粟起，当此时，服黄芪而不已也，以衣衾则已；以衣衾而不已也，啜粥而已。无他，是非病，而精虚也。若乃手足拘急、恶寒，是与衣衾而不已也，啜粥而不已也，与毒药而已也。无他，是邪实也。呜呼！仲景氏哉，信而有征，此孔子所以非法言不敢道也。甄权、嘉谟不言疾医之法言也，抑亦弘景祸之矣。言必以仙方，必以阴阳，此芪功之所以不著也。

品　考

黄芪　汉土、朝鲜、本邦皆产也。汉土出绵上者，以为上品，其他皆下品也。其出朝鲜、本邦者，亦皆下品也。今华舶之所载而来者，多是下品，不可不择也。凡黄芪之品，柔软，肉中白色，润泽味甘，是为上品也，锉用。

人　参

主治心下痞坚、痞硬、支结也，旁治不食、呕吐、喜唾、心痛、腹痛、烦悸。

考　征

木防己汤证曰：心下痞坚。

以上一方，人参四两。

人参汤证曰：心中痞。又曰：喜唾，久不了了。

桂枝人参汤证曰：心下痞硬。

半夏泻心汤证曰：呕而肠鸣，心下痞。

生姜泻心汤证曰：心下痞硬，干噫食臭。

甘草泻心汤证曰：心下痞硬而满，干呕，心烦。又曰：不欲饮食，恶闻食臭。

小柴胡汤证曰：默默不欲饮食，心烦，喜呕。又云：胸中烦。又云：心下悸。又云：腹中痛。

吴茱萸汤证曰：食谷欲呕。又曰：干呕，吐涎沫。

大半夏汤证曰：呕而心下痞硬。

茯苓饮证曰：气满，不能食。

干姜黄连黄芩人参汤证曰：食入口即吐。

桂枝加芍药生姜人参新加汤证，不具也。（说在"互考"中）

六物黄芩汤证曰：干呕。

白虎加人参汤证，不具也。（说在"互考"中）

生姜甘草汤证曰：咳唾涎沫不止。

以上十四方，人参皆三两。

柴胡桂枝汤证曰：心下支结。

干姜人参半夏丸证曰：呕吐不止。

四逆加人参汤证，不具也。（说在"互考"中）

以上三方，其用人参者，或一两半，或一两，而亦三两之例。

附子汤证，不具也。（说在"互考"中）

黄连汤证曰：腹中痛，欲呕吐。

旋覆花代赭石汤证曰：心下痞硬，噫气不除。

大建中汤证曰：心胸中大寒痛，呕不能饮食。

以上四方，人参皆二两。

观此诸方，人参主治心下结实之病也，故能治心下痞坚、痞硬、支结，而旁治不食、呕吐、喜唾、心痛、腹痛、烦悸，亦皆结实而所致者，人参主之也。

为则按：人参、黄连、茯苓三味，其功大同而小异也。人参治心下痞硬而悸也，黄连治心中烦而悸也，茯苓治肉瞤筋惕而悸也，不可不知矣。

互　考

木防己汤条曰：心下痞坚，愈复发者，去石膏加茯苓芒硝汤主之。是人参、芒硝分治心下痞硬之与痞坚也。于是乎，可见古人用药不苟也。盖其初，心下痞坚犹缓，谓之痞硬亦可，故投以人参也；复发不愈，而痞之坚必矣，故投以芒硝也。半夏泻心汤，脱"硬"字也。甘草泻心汤，此方中倍甘草。生姜泻心汤，加生姜之汤也。而共云治心下痞硬，则此方脱"硬"字也，明矣。

吴茱黄汤、茯苓饮、干姜黄连黄芩人参汤、六物黄芩汤、生姜甘草汤，皆人参三两，而云治咳唾涎沫、呕吐、下利，不云治心下痞硬。于是综考仲景治咳唾涎沫、呕吐、下利方中，其无人参者，十居八九。今依人参之本例，用此五汤，施之于心下痞硬，而咳唾涎沫、呕吐、下利者，其应如响也。由是观之，五汤之证，亦是皆心下痞硬之毒也矣。

桂枝加芍药生姜人参新加汤，其证不具也。其云"发汗后，身疼痛"，是桂枝汤证也，然则芍药、生姜、人参之证，阙也。说在《类聚方》。

白虎加人参汤四条之下，俱是无有人参之证。盖张仲景之用人参三两，必有心下痞硬之证。此方独否，因考《千金方》《外台秘要》，共作"白虎主之"，故今尽从之。

干姜人参半夏丸，依本治之例，试推其功。心下有结实之毒，而呕吐不止者，实是，主之。大抵与大半夏汤之所主治也大同小异，而有缓急之别。

四逆加人参汤，其证不具也。恶寒、脉微而复利，是四逆汤之所主，而不见人参之证也。此方虽加人参仅一两，无见证，则何以加之？是脱心下之病证也，明矣。附子汤证，不具也。此方之与真武汤，独差一味，而其于方意也，大有径庭。附子汤，术、附君药，而主身体疼痛，或小便不利，或心下痞硬者。真武汤，茯苓、芍药君药，而主肉瞤筋惕、拘挛、呕逆、四肢沉重疼痛者。

旋覆花代赭石汤，其用人参二两，而有心下痞硬之证，此小半夏汤加减之方也。"二两"疑当作"三两"也。

辨 误

甄权曰：参补虚。误矣。此言一出，流毒千载。昔者张仲景之用参也，防己汤莫多焉，其证曰"支饮呕满、心下痞坚、面色黧黑"，未尝见言补虚者也。又曰：虚者即愈，实者三日复发，复与而不愈者，去石膏加茯苓芒硝汤主之。此其所由误者乎？则有大不然。盖汉以降，字诂不古者多矣，则难其解。古语曰：有为实也，无为虚也。故用防己汤，而心下痞坚已，虚而无者则即愈也。虽则即愈也，心下痞坚，犹实而有者，三日复发，复与防己汤而不愈者，非特痞硬，即是坚也，非参之所主，而芒硝主之，故参如故，而加芒硝、茯苓。由是观之，不可谓参补虚也。孙思邈曰：无参，则以茯苓代之。此说虽误，然参不补虚，而治心下疾也，亦足以征耳。盖参补虚之说，始于甄权，滔滔者天下皆是。《本草》终引《广雅·五行记》，是参之名义，而岂参之实乎？学者详诸。

余读《本草》，至"参养元气"，未尝不发书而叹也。曰：

呜呼，可悲哉，人之惑也！所谓元气者，天地根元之一气也，动为阳，静为阴，阴阳妙合，斯生万物，命其主宰，曰造化之神也。而人也者，非造化之神也，故人生于人，而神不能生人，况于元气乎？夫人之元气也，免身之初，所资以生，医家所谓先天之气也；养之以谷肉果菜，所谓后天之气也。虽然，元气之说，圣人不言，故经典不载焉。战国以降，始有斯言。鹖冠子曰：天地成于元气。董仲舒《春秋繁露》曰：王正则元气和顺。扬雄《解嘲》曰：大气含元气。孔安国《虞书注》曰：昊天谓元气广大。《汉书·律历志》曰：大极元气函为一。班固《东都赋》曰：降烟煴，调元气。此数者，皆言天地之元气，而非人之元气也。《素问》曰"天之大气举之"，言系地于中而不坠也。又曰"三焦者，原气之别使"，言皮肤毫毛之末，温缓之气也。此犹可言也。然论说之言也，于疾医何益之有？又曰"养精以谷肉果菜"，是古之道也，未闻以草根木皮而养人之元气。盖其说出于道家，道家所雅言延命长寿，故立元气以为极也。秦汉以降，道家隆盛，而阴阳五行元气之说蔓延不可芟，医道湮晦，职此之由，岂可不叹哉？夫医术，人事也；元气，天事也，故仲景不言矣。养精以谷肉果菜，而人参养元气，未尝有言之。由此观之，其言养元气者，后世之说也，不可从矣。

东垣李氏曰：张仲景云病人汗后身热，亡血，脉沉迟者；

160

下利，身凉，脉微，血虚者，并加人参也。古人之治血脱者，益气也。血不自生，须生阳气。盖阳气生，则阴长而血乃旺也。今历考《伤寒论》中曰：利止，亡血也，四逆加人参汤主之。李氏其据此言乎？然而加人参仅仅一两也。四逆加人参汤，更加茯苓，此为茯苓四逆汤，而不举血证，则人参之非为亡血也，可以见己。且也仲景治吐血、衄血、产后亡血，方中无有人参，则益足证也，李氏之说妄哉！自后苟有血脱者，则不审其证，概用人参，亦益妄哉！

　　或问曰：吾子言仲景明人参治心下痞硬，而大黄黄连泻心汤之属无有人参，岂亦有说乎？曰：有之。何子读书之粗也？大黄黄连泻心汤曰：心下痞，按之濡。其于人参，则诸方皆曰"心下痞硬"，"硬""濡"二字，斯可以见其异矣。

品　考

人参　出上党者，古为上品，朝鲜次之。今也，上党不出，而朝鲜亦少也。其有自朝鲜来者，味甘，非其真性，故试诸仲景所谓"心下痞硬"而无效也，不可用矣。源顺和《名抄》云：人参，此言久末乃伊。盖本邦之俗，谓熊胆为久末乃伊，而亦号人参，则以其味名也。由是观之，本邦古昔所用者，其味苦也，亦明矣。今试取朝鲜之苗，而树艺诸本邦者，其味亦苦也。然则其苦也者，是人参之正味，而桐君、雷公之所同试也。乃今余取产于本邦诸国者用之，大有效于"心下痞硬"。其产于本邦诸国者，五叶三枒，其于形状也，亦与所产于朝鲜同矣。产于本邦诸国者，于和州金峰者最良。去土气而锉用，谨勿杀苦也。

桔　梗

主治浊唾肿脓也，旁治咽喉痛。

考　征

排脓汤证，阙。

桔梗白散证曰：出浊唾腥臭，久久吐脓。

桔梗汤证曰：出浊唾腥臭，久久吐脓。

排脓散证，阙。

以上四方，其用桔梗者，或三两，或一两，或三分，或二分。

上四方者，皆仲景之方也，而排脓汤以桔梗为君药也，不载其证。今乃历观其用桔梗诸方，或肺痈，或浊唾腥臭，或吐脓也。而以桔梗为君药者，名为"排脓"，则其排脓也，明矣。

互 考

排脓汤之证虽阙，而桔梗汤观之，则其主治明矣。桔梗汤证曰：出浊唾腥臭，久久吐脓。仲景曰：咽痛者，可与甘草汤；不差者，与桔梗汤也。是乃甘草者，缓其毒之急迫也；而浊唾、吐脓非甘草之所主，故其不差者，乃加桔梗也。由是观之，肿痛急迫，则桔梗汤；浊唾、吐脓多，则排脓汤。

辨 误

排脓汤及散，载在《金匮》肠痈部。桔梗汤及白散，亦有肺痈之言。盖肠痈、肺痈之论，自古而纷如也，无有明辨，欲极之而不能也。人之体中不可见也，故谓无肺痈、肠痈者，妄也；谓有肺痈、肠痈者，亦妄也。凡吐下臭脓者，其病在胸也，而为肺痈；其病在腹也，而为肠痈，其亦可也。治之之法，不为名所拘，而随其证，是为仲景也。

品 考

桔梗 处处出焉。药铺所鬻者，渐而白洁，脱其气味也，不可不择焉。唯去其土泥，而不杀其真性，是为良也，锉用。

术

主利水也，故能治小便自利、不利，旁治身烦疼、痰饮、失精、眩冒、下利、喜唾。

考　征

天雄散证，阙。（说在"互考"中）

以上一方，术八两。

桂枝附子去桂加术汤证曰：小便自利。

麻黄加术汤证曰：身烦疼。

越婢加术汤证曰：一身面目黄肿，其脉沉，小便不利。

附子汤证，不具也。（说在"互考"中）

以上四方，术皆四两。

桂枝去桂加苓术汤证曰：小便不利。

人参汤证曰：喜唾。

桂枝人参汤证曰：利下不止。

茯苓泽泻汤证，不具也。（说在《类聚方》）

茯苓饮证曰：心胸中有停痰、宿水，自吐出水。

以上五方，术皆三两。

甘草附子汤证曰：小便不利。

真武汤证曰：小便不利，四肢沉重疼痛，自下利。

苓姜术甘汤证曰：小便自利。

苓桂术甘汤证曰：小便自利。

苓桂术甘汤证曰：心下有痰饮，又云头眩。

泽泻汤证曰：其人苦冒眩。

枳术汤证，不具也。（说在"互考"中）

茯苓戎盐汤证曰：小便不利。

以上七方，术皆二两。

五苓散证曰：小便不利。

以上一方，术十八铢，而三两之例。

观此诸方，无论小便之变，其他曰饮，曰痰，曰身烦疼，曰喜唾，曰冒眩，亦皆水病也。凡小便不利而兼若证者，用术而小便通，则诸证乃治。由是观之，术之利水也，明矣。

互　考

天雄散，《金匮要略》载在"桂枝加龙骨牡蛎汤"条后，而不载其证。而李时珍作《本草纲目》曰：此仲景治男子失精之方也。然则旧有此证，而今或脱也。"男子失精、女子梦交，桂枝龙骨牡蛎汤主之"，下当云"天雄散亦主之"。以余观之，时珍之见，而岂以术、附为治失精、梦交乎？此则观于本草，可以知耳。夫失精、梦交，水气之变也，故以术为主药也。

　　《金匮要略》白术附子汤，即《伤寒论》中桂枝附子去桂加术汤，而分量减其半也。盖术别苍、白，非古也，故今称方名，从《伤寒论》焉。《外台秘要》术附汤，亦同方，而分量非古也，皆不可从焉。

　　附子汤证，不具也。此方之于真武汤，倍加术、附，以参代姜者也。而真武汤证，有小便不利，或疼痛，或下利。此方倍加术、附，则岂可无若证乎？其证阙也，明矣。

　　枳术汤、桂姜枣草黄辛附汤，二方《金匮要略》所载。同其因与证，而不可别焉。今审其方剂，桂姜枣草黄辛附汤，其方合桂枝去芍药，及麻黄附子细辛也。而桂枝去芍药汤主头痛、发热、恶风、有汗等证，而腹中无结实者也。麻黄附子细辛汤证曰：少阴病，发热。为则按：所谓少阴病者，恶寒甚者也，故用附子，附子主恶寒。依二汤之证推之，心下坚大而恶寒发热、上逆者，桂姜枣草黄辛附汤主之。术主利水也，是以心下坚大而小便不利者，枳术汤主之。夫秦、张之治疾也，从其证而不取因矣。因者，想象也，以冥冥决事，秦、张所不取也，故其能治疾也，在方中其证矣。斯不知其方意，则未能中其证也。其知其方意，在知药能也。能知药能，而后始可与言方已。

辨　误

　　《本事方》许叔微曰：微患饮澼三十年，后左下有声，胁痛，食减，嘈杂，饮酒半杯即止，十数日必呕酸水数升，暑月止右边有汗，左边绝无。自揣必有澼囊，如水之有科臼，不盈科不行。但清者可行，而浊者停滞，无路以决之，故积至五六日必呕而去。脾土恶湿，而水则流湿，莫若燥脾以去湿，崇土以填科臼，乃悉屏诸药，只以苍术麻油大枣丸，服三月而疾除。自此常服，不呕，不痛，胸膈宽利，饮啖如故。为则按：仲景用术治水，而不云去湿补脾也。许氏则以术为去湿补脾，而不云其治水，何其妄哉？许氏之病水变，故得术能治也。人云许氏能治其湿痰，余戏之曰：非许自能治其病，而术能治许病也。何则？许氏之所说，以不可见为见，而以不可知为知也，空理惟依。古人则不然，有水声、吐水，则为水治之，是可知而知之，可见而见之实事。惟为此谓知见之道也，故有许氏之病者，用术、附以逐其水，其效如神。呜呼！仲景之为方也，信而有征。由是观之，许之病已也，非许之功，而术之功也。

品　考

术　宗奭曰：古方及《本经》，止单言术，而未别苍、白也。陶隐居言有两种，而后人往往贵白术而贱苍术也。为则曰：华产两种，其利水也，苍胜于白，故余取苍术也。本邦所出，其品下而功劣也。锉用。

白头翁

主治热利下重也。

考　征

白头翁汤证曰：热利下重。又曰：下利，欲饮水。

白头翁加甘草阿胶汤证曰：下利。

以上二方，白头翁皆三两。

夫仲景用白头翁者，特治热利，而他无所见矣。为则按：若热利，渴而心悸，则用白头翁汤也；加之血证及急迫之证，则可用加甘草阿胶汤也。

品　考

白头翁　和汉无别。

《药征》卷之上终

药征　卷之中

东洞吉益先生著

门人石见中村贞治子亨校

绍兴裘庆元吉生刊

黄　连

主治心中烦悸也，旁治心下痞、吐下、腹中痛。

考　征

黄连阿胶汤证曰：心中烦，不得卧。

以上一方，黄连四两。

黄连汤证曰：胸中有热，腹中痛，欲呕吐。

干姜黄连黄芩人参汤证曰：吐下。

葛根黄连黄芩汤证曰：利遂不止。

白头翁汤证曰：下利，欲饮水。

以上四方，黄连皆三两。

大黄黄连泻心汤证曰：心下痞，按之濡。

泻心汤证曰：心气不足。

附子泻心汤证曰：心下痞。

以上三方，黄连皆一两，而亦三两之例。

观此诸方，黄连治心中烦悸也，明矣。故心中烦悸而痞者、吐者、利者、腹痛者，用此皆治也。此外，用黄连 两方多，其比余药分量差少，但举心胸之微疾，不足取而征焉，故不枚举也。

互 考

张仲景用黄连，其证与人参、茯苓大同而小异。（说在"人参"部）

黄连阿胶汤证曰：心中烦。此方黄连为君，而有心中烦之证，斯可以见其主治矣。

泻心汤证曰：心气不足，而吐血、衄血者，泻心汤主之。既云不足，又云泻心，此后世论说之所由起也。然《千金方》"不足"作"不定"，斯仲景之古也，而不定者，烦悸之谓也。凡病心中烦悸、心下痞、按之濡者，用此汤皆治也。由是观之，所谓不定者，烦悸之谓也。

药　征

辨　误

夫万物生于天也，故天命之谓性。性唯一也，其能亦唯一也，谓之良能。然其有多能者，性之所枝而歧也，非性之本也，谓之赢能。人之眩赢能，而谓性多能者，多矣。余尝读《本草》，举其主治甚多。夫主治也者，性之能也。一物一性，岂有此多能哉？今近取譬于人之多能乎？夫人之性也，有任焉者，有清焉者，有和焉者，有直焉者，虽圣人不可移易也，而有多能焉，有无能焉。多能非求于天性之外而成焉，无能非求于天性之中而无焉，从其性而用之，则多能也。是善于用其性者也，非由天性而多能也。故天性任焉者，用而多能，则尽其性之任而已。任之外，无有其能也。清则清，和则和，直则直，从性之一而贯之，不可移易也。亦有学而修之，以成其多能者，若天性然，然非去性而然，亦与性成者也。此所以论于人之道，而非所以论于草根木皮也。夫善于用人性之能者若彼，而况于草根木皮乎？性之外，无有多能，而一草何多能之有？夫黄连之苦，治心烦也，是性之为能也，张仲景用焉；而治心下痞、呕吐、下利之证也，是性之所枝而歧也。故无心烦之状者，试之无效；加心烦者，其应如响。仲景治心下痞、呕吐、下利，其方用黄连者甚多，斯亦可以征也。由是观之，黄连主治心烦也，本草之谬也，明矣。黄连之能多乎哉？不多也。

· 171 ·

品　考

黄连　处处出焉，出于本邦越中者为上品，世所谓加贺黄连是也。贪利之贾，或以郁金色之，不可不择也。锉用。

黄　芩

治心下痞也，旁治胸胁满、呕吐、下利也。

考　征

黄芩汤证曰：自下利。

六物黄芩汤证，不具也。（说在"互考"中）

干姜黄连黄芩人参汤证曰：吐下。

小柴胡汤证曰：胸胁苦满。

大柴胡汤证曰：心下痞硬，呕吐而下利。

柴胡姜桂汤证曰：胸胁满，微结，心烦。

葛根黄连黄芩汤证曰：利遂不止。

半夏泻心汤证曰：呕而肠鸣，心下痞。

以上八方，黄芩皆三两。

柴胡桂枝汤证曰：微呕，心下支结。

泻心汤证曰：心下痞。

附子泻心汤证曰：心下痞。

以上三方，黄芩或一两，或一两半，而亦三两之例。

观此诸方，黄芩主治心下之病也。若呕吐者，若下利者，有心下痞之证也，则得黄芩即治矣。其无此证者，终无效焉。无他，治心下痞也。

互 考

黄芩汤条曰：太阳与少阳合病，自下利者，主之。盖六经也者，疾医之所不言也；而其有六经之言，则后人所掺入焉，故不取焉。以他例推之，心下痞、腹强急而下利者，此汤主之。为则每对若证，即用此汤，其应如响。学者审诸。

六物黄芩汤，其证不具也。此方，半夏泻心汤而去黄连、甘草，加桂枝者也。张仲景用人参、黄芩也，于心下痞而硬者也。然则心下痞硬、干呕、下利者，此汤主之。其无此证，则终无效也。学者审诸。

辨 误

世医笃信《本草》，以芩、连为寒药，其畏之也如虎狼焉，不思之甚矣。夫《本草》论药之寒热温凉，终不一定，彼以为温，则是以为热；甲以为寒，则乙以为凉，果孰是而孰非乎？盖医者之于用药也，譬犹武夫用兵，武夫而畏兵，不可以为武夫也。医亦然，毒药各有其能，各主一病，苟有其证者而不用之，则终不治也，所以不畏焉。此而畏之，则何以医为也？张仲景用黄芩也，治心下痞而已，无有他能，故心下痞而呕吐、下利，则用之即治矣。世医不深察，妄以为呕吐、下利之主药，可悲也夫！

品　考

黄芩　处处出焉。出汉土者，此为上品也；出朝鲜者次之；出本邦者，下品也。锉用。

柴　胡

主治胸胁苦满也，旁治寒热往来、腹中痛、胁下痞硬。

考　征

小柴胡汤证曰：胸胁苦满，往来寒热。又云：腹中痛。又云：胁下痞硬。

柴胡加芒硝汤证曰：胸胁满。

柴胡去半夏加瓜蒌汤证，不具也。（说在“互考”中）

柴胡姜桂汤证曰：胸胁满，微结。又云：往来寒热。

大柴胡汤证曰：心下急，郁郁微烦。又曰：往来寒热。又曰：心下满痛。

以上五方，柴胡皆八两。

柴胡桂枝汤证曰：心下支结。

以上一方，柴胡四两而八两之例。

观此诸方，柴胡主治胸胁苦满也。其他治往来寒热，或腹中痛，或呕吐，或小便不利，此一方之所主治，而非一味之所主治也。为则按：《伤寒论》中，寒热、腹痛、呕吐、小便不利而不用柴胡者，多矣。胸胁苦满而有前证，则柴胡主焉。此可以见柴胡之所主治也。

互　考

柴胡去半夏加瓜蒌汤，其证不具也。以渴，故代半夏以瓜蒌也。今试诸世所谓疟疾，胸胁苦满而渴者，甚有效焉。其无有胸胁苦满证，则终不知也。然则胸胁苦满证，其脱也，明矣。

辨　误

《本草纲目》"柴胡"部中，往往以往来寒热为其主治也。夫世所谓疟疾，其寒热往来也剧矣，而有用柴胡而治也者，亦有不治也者。于是质之仲景氏之书，其用柴胡也，无不有胸胁苦满之证。今乃施诸胸胁苦满而寒热往来者，其应犹响之于声，非直疟也，百疾皆然；无胸胁苦满证者，则用之无效焉。然则柴胡之所主治，不在彼而在此。

品　考

柴胡　处处出焉,《本草》以产于银州银县者为上品也。本邦药铺所鬻者有二品。曰镰仓柴胡,曰河原柴胡也。盖河原柴胡者,非柴胡之种也,不可用焉。镰仓柴胡者尤佳,去须及头,以粗布拂拭之,锉而用焉。雷敩、陈子承称柴胡香气甚矣。而本邦之产比诸产汉土者,形状则同,气味则薄,因稽诸说,嫩则香美也,老则不也。张元素曰:气味俱清。故今用镰仓柴胡也。

贝　母

主治胸膈郁结、痰饮也。

考　征

桔梗白散证曰:时出浊唾腥臭,久久吐脓。

以上一方,贝母三分。

仲景氏用贝母也,特此一方已。然考之《本草》,古人用贝母,主治郁结痰饮,旁治咳嗽、乳汁不下也。乃与仲景氏治浊唾腥臭,其归一也已。其功于桔梗,大同而小异也。

品　考

贝母　用自汉土来者也，锉用焉。今本邦间亦出焉，不异于汉土产也。

细　辛

主治宿饮、停水也，故治水气在心下而咳满，或上逆，或胁痛。

考　征

小青龙汤证曰：心下有水气，干呕，发热而咳。

苓甘五味姜辛汤证曰：咳、胸满。

以上二方，细辛皆三两。

麻黄附子细辛汤证，不具也。（说在"互考"中）

大黄附子汤证曰：胁上偏痛。

桂姜草枣黄辛附汤证曰：心下坚大如盘，边如旋杯。

以上三方，细辛皆二两。

观此诸方，其咳者，上逆者，胸满者，胁痛者，心下坚大者，胸胁、心下宿饮停水而所致也。用细辛则水饮去，而其证已，可以见其所主治也。

互　考

"麻黄附子细辛汤"条，特云"少阴病，反发热"，而不举余证。为则按：六经也者，是后人之掺入，而非仲景之古也。所谓少阴病者，踡卧、小便清利也。踡卧者，恶寒甚也；恶寒者，水病也。仲景氏之治恶寒也，其用附子者居多。又其言曰：术、附并走皮中，逐水气也。由是观之，恶寒之为水气也，明矣。其喘而恶寒，有痰饮之变者，此方主之。

桂姜草枣黄辛附汤证不具也。说在"术"条下，故不复赘焉。

辨　误

今之为医者，其用药也，瞑眩则栗，遽转其方，何无特操之甚也？《书》曰：若药弗瞑眩，厥疾弗瘳。余每读《书》到于此，未尝不废书抵掌而叹。圣哲之言，信而有征也。仲景之为方也，亦有征矣！请举其一二。苓甘五味姜辛夏汤条曰：咳满即止，而更复渴，冲气复发者，以细辛、干姜也。而仍用细辛、干姜，此非审知此毒而治此疾者，孰能之为？呜呼，仲景哉！"术附汤"条曰：其人如冒状，勿怪，即是术附并走皮中，逐水气，未得除故耳。此亦瞑眩之谓也。夫欲为仲景氏者，其要在知药之瞑眩而疾乃瘳焉，而后就其方法，审其药功而已。

为则从事于此，审试诸药，《本草》所谓大毒者，其不彻疾也，不瞑眩；所谓无毒者，亦中肯綮也，必瞑眩。瞑眩也，疾斯瘳也。余未见药弗瞑眩，而疾之为瘳者也。鸣呼，圣哲之言，信而有征哉！学者思诸。

品　考

细辛　本邦称云真细辛者，即是也。洗去尘土，锉而用之。药铺间以杜衡充细辛也，不可不辨矣。

当归　芎劳

仲景之方中，用当归、芎劳者，其所主治，不可不知也。今不敢凿从成方而用焉，是阙如之义也。

辨　误

《本草》以当归、芎劳治血，为产后要药。为则按：仲景氏治血方中，无此二药者多；而治他证之方中，亦有此二药，如奔豚汤、当归羊肉汤、酸枣仁汤类是也。由是观之，不可概为治血之药也。

品　考

当归　江州伊歙山所产，其味辛，同汉土所产。而和州所产味甘，此以粪土培养之者也，不可用矣。孙思邈曰：无当归，以芎䓖代之。今试尝和州当归，其味大不似芎䓖也。伊歙当归则似焉，故用之也。

芎䓖　出本邦丰后州者，上品也。

芍　药

主治结实而拘挛也，旁治腹痛、头痛、身体不仁、疼痛、腹满、咳逆、下利、肿脓。

考　征

桂枝加芍药汤证曰：腹满时痛。

小建中汤证曰：腹中急痛。

桂枝加大黄汤证曰：大实痛。

以上三方，芍药皆六两。

枳实芍药散证曰：腹痛、烦满。

排脓散证，阙。（说在《类聚方》）

以上二方，芍药一方等分，一方六分。

芍药甘草汤证曰：脚挛急。

桂枝加芍药生姜人参新加汤证曰：身疼痛。

芎归胶艾汤证曰：腹中痛。

以上三方，芍药皆四两。

芍药甘草附子汤证，不具也。（说在"互考"中）

以上一方，芍药三两，而亦四两之例。

小青龙汤证曰：咳逆。

大柴胡汤证曰：心下满痛。又曰：呕吐而下利。

附子汤证曰：身体痛。

真武汤证曰：腹痛。又云：沉重疼痛，自下利。又云：咳。

桂枝汤证曰：头痛。又曰：身疼痛。

乌头汤证曰：历节不可屈伸，疼痛。又曰：拘急。

黄芪桂枝五物汤证曰：身体不仁。

以上七方，芍药皆三两。

黄芩汤证曰：自下利。

柴胡桂枝汤证曰：肢节烦疼。

以上二方，用芍药，或二两，或一两半，而亦三两之例。

观此诸方，曰腹痛，曰头痛，曰腹满，曰咳逆，曰下利，曰排脓，曰四肢疼痛，曰挛急，曰身体不仁，一是皆结实而所致也。其所谓痛者，拘急也。若夫桂枝加芍药汤、小建中汤、桂枝加大黄汤，皆以芍药为主药，而其证如此。由是观之，主治结实而拘挛也，明也。

互　考

小建中汤，《伤寒论》不备其证，是以世医不获方意，以为补剂，故其所施也，竟无效焉。为则按：此方出自芍药甘草汤，故主治诸病腹拘急而痛者也，学者正焉。芍药甘草附子汤，其条特举恶寒之证，此附子之所主也，而脱芍药、甘草之所主治也；其用甘草者，治毒急迫也。其用芍药者，治拘挛也。然则拘挛、急迫而恶寒者，此汤主之。

真武汤、附子汤特有生姜、人参之异，而所主治则颇异也。真武汤，苓、芍为主；而附子汤，术、附为主也。二方所主治，斯可以见也已。

辨　误

朱震亨曰：产后不可用芍药，以其酸寒伐生发之气也。李时珍曰：白芍药益脾，能于土中泻木，产后肝血已虚，不可更泻，故禁之。夫酸寒之药，盖不少矣，何独避芍药之为？世医雷同其说，不思之甚矣。诸药皆毒，毒而治毒，毒而不用毒，何治之有？《金匮要略》曰：产后腹痛，枳实芍药散主之。《千金方》曰：产后虚羸、腹中刺痛，当归建中汤主之。此皆芍药主药，而用之于产后也。且也，张仲景芍药甘草汤、芍药甘草附子汤、桂枝加芍药汤，皆以芍药为主，而于血证毫无关涉焉，特治结实而拘挛已。若乃"酸寒伐生发之气"及"泻木"之说，此凿空之论，而非疾医之用也。

品 考

芍药 其种有二，曰木芍药也，曰草芍药也。木芍药是其真也，花容绰约，亦可爱也，余取之矣。服食家言：白花胜赤花。尝试其功，赤、白惟均也。服食家之说，不可从矣。草芍药，世所谓宇多芍药也，不可用矣。

牡丹皮

仲景之方中，桂枝茯苓丸、八味丸、大黄牡丹皮汤，以上三方，虽有牡丹皮，而不以为主药也。如此之类，皆从其全方之主治而用之，如征姑阙焉，以俟之后君子也。

品 考

牡丹皮 和、汉同。

茵陈蒿

主治发黄也。

考 征

茵陈五苓散证曰：黄疸。

茵陈蒿汤证曰：心胸不安，久久发黄。

以上二方，茵陈蒿一方六两，一方十分。

此二方，茵陈蒿治发黄也，明矣。

互　考

或问曰：发黄之证，治之之方，其不用茵陈蒿者，间亦有之，如何？答曰：发黄，小便不利，或渴，无余证者，茵陈五苓散主之。发黄，大便不通者，茵陈蒿汤主之。若乃一身尽黄，腹胀，大便必黑，时溏者，硝矾散主之。发黄，心中懊恼，栀子大黄豉汤。发黄，腹满，小便不利，大黄硝石汤。发黄，头痛，恶风，自汗出，桂枝加黄芪汤。发黄，呕逆，小半夏汤主之。发黄，胸胁苦满，小柴胡汤主之。发黄，腹中拘急，小建中汤主之。此皆随证而异方也。仲景氏之于茵陈蒿，特用之于发黄，无他病者而已。

辨　误

世之医者，论黄疸为湿热，其以黄为土色也。无益于治，此不可从矣。

品　考

茵陈蒿　和、汉无别。

艾

仲景之方中，芎归胶艾汤用艾而非君药也，是以其所主治也，不可得而知矣。芎归胶艾汤，主治漏下、下血也，今从其成方而用之。

辨 误

《名医别录》曰：艾可以灸百病。后人不审其证之可灸与否，一概行之，故罹其害也，盖不鲜矣。医者见之，以为不候寒热之过也，不审可否，则固已失之矣；论寒热，亦未为得也。灸者，所以解结毒也，若夫毒着脊上，药之不知，下之不及，就其所着而灸之，其毒转而走腹，而后药之为达也。临其可灸之证也，我不终问其寒热，而未有逢其害焉。有灸而发热，是毒动也，世医以为灸误，非也。余于若证，灸而不止，其毒之散也，其热亦止，此即所谓瞑眩而瘳者也。凡艾之为用也，灸之与煎，其施虽异，而以其一物也，偶尔言及焉。灸家言禁穴颇多，余家不言之，一从《灵枢》，以结毒为腧也。大凡灸不止一日，乃至五日、七日，以多日为有效矣。一日暴之，十日寒之，我未见其能治者也。

品　考

艾　处处出焉。所卖者，杂它物，可正焉。

麻　黄

主治喘咳、水气也，旁治恶风、恶寒、无汗、身疼、骨节痛、一身黄肿。

考　征

麻黄汤证曰：身疼腰痛，骨节疼痛，恶风，无汗而喘。

甘草麻黄汤证曰：里水。

麻黄醇酒汤证曰：黄疸。

以上三方，麻黄四两，或三两，而为君药。

大青龙汤证曰：恶寒，身疼痛，不汗出而烦躁。

越婢汤证曰：恶风，一身悉肿。

越婢加术汤证曰：一身面目黄肿。

越婢加半夏汤证曰：其人喘，目如脱状。

以上四方，麻黄皆六两。

麻黄杏仁甘草石膏汤证曰：汗出而喘。

牡蛎汤证，不具也。（说在"互考"中）

以上二方，麻黄皆四两。

葛根汤证曰：无汗，恶风。

小青龙汤证曰：心下有水气，咳而微喘。

乌头汤证曰：历节疼痛。

以上三方，麻黄皆三两。

麻黄附子甘草汤证，不具也。（说在"互考"中）

麻黄附子细辛汤证，不具也。（说在"互考"中）

以上二方，麻黄二两。

观此数方，麻黄主治喘咳、水气也，明矣。故其证而恶风、恶寒、无汗、身疼、骨节痛、一身黄肿者，用麻黄皆治也。

互　考

甘草麻黄汤、麻黄醇酒汤唯云里水、黄疸，而不审其证。为则按：黄家，兼有喘咳、恶寒、骨节痛之证者，麻黄之所主治也。

牡蛎汤，此甘草麻黄汤而加牡蛎、蜀漆方也。牡蛎治动气，蜀漆主逐水。然则世所谓疟疾，动气在上而喘者，此汤主之也。《外台秘要》特云牡疟，而不举其证，茫乎如舟行无津涯矣。麻黄附子甘草汤、麻黄附子细辛汤二方，其条所谓少阴病者，恶寒甚也，而有无汗之证，故用麻黄也。

辨　误

甚矣，世医之怖麻黄也，其言曰：吾闻之麻黄能发汗，多服之则洒洒汗出不止，是以不敢用焉。恶，是何言也？譬怯者之于妖怪，足未尝踏其境，而言某地真出妖怪也。为则尝试麻黄之效，可用之证而用之，汗则出焉，虽当夏月，而无洒洒不止之患。仲景氏言"服麻黄后，覆取微似汗"，宜哉，学者勿以耳食而饱矣。

品　考

麻黄　本邦之产未闻，而亦有形状相似者，是木贼，而非麻黄也。朱震亨、李时珍言其与麻黄同功，则学者试可乃已。甄权曰：根、节止汗。试之无效也，不可从矣。仲景氏曰：先煮麻黄，去上沫。今汉舶所载而来者，煮之无上沫，共诸药煮之而可也。锉用。

地　黄

主治血证及水病也。

考　征

八味丸证曰：小腹不仁。又曰：小便不利。

以上一方，地黄八两。

芎归胶艾汤证曰：漏下。又曰：下血。

以上一方，地黄六两。

三物黄芩汤证曰：在草蓐，自发露得风，四肢苦烦热。

以上一方，地黄四两。

观此三方，主治血及水，而不及其他也。

互　考

芎归胶艾汤、三物黄芩汤、八味丸，皆以地黄为君药，而二方言血证，一方言小便不利。胶艾汤方中，除地黄之外，有阿胶、当归、芎藭，均是治血药也。三物黄芩汤去地黄，则其余无治血药品也。由是观之，古人用地黄，并治血证、水病也，核焉；且也，施治之法，不别血之与水，亦明矣。

辨　误

夫水之与血，其素同类也，亦唯赤则谓之血，白则谓之水耳。余尝读《内经》曰：汗者，血之余也。问曰；血之余，而汗白者，何也？答曰：肺者，主皮毛也，肺色白也，故汗白也。此本于阴阳五行，而有害于疾医之道也。疾医之道，殆乎亡也？职斯之由，可悲也哉！夫汗之白也，血之赤也，其所以然，不可得而知也。刃之所触，其创虽浅，血必出也。暑热之酷，衣被之厚，汗必出也。亦是皆历皮毛而出者，或为汗，或为血，故以不可知为不可知，置而不论，唯其毒所在而致治焉，斯疾医之道也。后世之医者，以八味丸为补肾剂，何其妄也！张仲景曰：脚气上入，少腹不仁者，八味丸主之。又曰：小便不利者。又曰：转胞病，利小便则愈。又曰：短气，有微饮，当从小便去之。亦是皆以利小便为其功。书云：学于古训乃有获。呜呼！学于古训，斯有获药功矣。

品　考

地黄　本邦处处出焉，其出和州者最多，而与出汉土者无异也，充实为佳。藏器曰：《本经》不言生干、蒸干。《别录》云：生地黄者，乃新掘鲜者是也。李时珍曰：熟地黄，乃后人复蒸晒者。诸家本草，皆谓干地黄为熟地黄，而今本邦药铺以干地黄为生地黄，非也。干者，燥干之谓，如干姜是也。生者，新鲜之名，如生姜是也。故古人言生地黄，则必言汁，言之顺也，岂有干而有汁者哉？仲景氏之所用，生、干二品而已。其熟云者，后世之为也，不可用矣。

葶苈

主治水病也，旁治肺痈、结胸。

考　征

葶苈大枣汤证曰：肺痈，胸满胀，一身面目浮肿。

以上一方，葶苈捣，丸如弹丸大。

大陷胸丸证曰：结胸。

以上一方，葶苈半升。

己椒苈黄丸证曰：肠间有水气。

以上一方，葶苈一两。

观此三方，一皆是主治水病也，而二方云水病，一方特云结胸。其所谓结胸者，用大陷胸丸，则水利而疾愈。然则葶苈之治水也，明矣。

互　考

或问曰：葶苈大枣汤、桔梗汤、桔梗白散同治肺痈，而异其方，何也？为则答曰：用桔梗之证，浊唾腥臭，久久吐脓者也；用葶苈之证，浮肿清涕，咳逆喘鸣者也。故因其见证而处方，不为病名所绊，斯为得也。

《淮南子》曰：葶苈愈胀。为则按：胀是水病也。

品　考

葶苈　有甜、苦二种，而甜者不中用焉。本邦未出苦葶苈也。或曰：关以东间有之。

大　黄

主通利结毒也，故能治胸满、腹满、腹痛，及便闭、小便不利，旁治发黄、瘀血、肿脓。

考 征

大陷胸汤证曰：从心下至少腹，硬满而痛。

以上一方，大黄六两。

小承气汤证曰：腹微满，大便不通。

厚朴三物汤证曰：痛而闭者。

大黄甘遂汤证曰：少腹满如敦状，小便微难。

大承气汤证曰：腹满痛者。

大黄硝石汤证曰：黄疸，腹满，小便不利。

桃核承气汤证曰：少腹急结。

大黄牡丹汤证曰：少腹肿痞。

大黄甘草汤证，不具也。

调胃承气汤证曰：腹胀满。又曰：大便不通。

以上九方，大黄皆四两。

大黄附子汤证曰：胁下偏痛。

抵当汤证曰：少腹硬满。

大黄黄连泻心汤证曰：心下痞，按之濡。

桂枝加大黄汤证曰：大实痛。

以上四方，大黄或三两，或二两、一两，而亦四两之例。

观此诸方，张仲景氏用大黄者，特以利毒而已，故各陪其主药，而不单用焉。合厚朴、枳实，则治胸腹满。合黄连，则治心下痞。合甘遂、阿胶，则治水与血。合水蛭、虻虫、桃仁，则治瘀血。合黄柏、栀子，则治发黄。合甘草，则治急迫。合芒硝，则治坚块也。学者审诸，仲景方中用大黄者，不止于兹，而以其用之之征，显然著明于兹，故不复游赘也。

辨　误

世医之畏大黄也，不啻如蛇蝎，其言曰：凡用大黄者，虽病则治乎，损内而死。切问而无其人，此承《本草》之讹而吠声者也，非耶！仲景氏用下剂，其亦多矣。可见大黄，攻毒之干、莫也。今也畏其利，而用铅刀，宜哉不能断沉疴也。虽大下之后，仲景氏未尝补也，亦以见损内之说妄矣。凡药剂之投，拔病之未及以断其根，则病毒之动而未能爽快，仍贯其剂也。毒去而后爽快，虽千万人亦同。世医毒畏下剂，故遽见其毒未去也，以为元气虚损，岂不亦妄哉！

品　考

大黄　汉土产有两品，黄色而润实者为良，所谓锦纹大黄也。本邦近者有称汉种大黄者也，其效较劣矣。锉用。

大 戟

主利水也，旁治挈痛、咳烦。

考 征

十枣汤证曰：引胁下痛。又曰：咳烦。

互 考

《淮南子》曰：大戟去水。

品 考

大戟 汉产有两品，绵大戟为良也。本邦之产，其效较劣。

甘 遂

主利水也，旁治挈痛、咳烦、短气、小便难、心下满。

考 征

十枣汤证曰：引胸下痛、干呕、短气。又曰：咳烦。
大黄甘遂汤证曰：小便微难。
甘遂半夏汤证曰：虽利，心下续坚满。

大陷胸汤证曰：短气、躁烦。又曰：心下满而硬痛。

以上四方，其用甘遂，或三枚，或二两，或一钱也。

为则按：芫花、大戟、甘遂同是利水，而甘遂之效最胜矣。

品　考

甘遂　汉产为胜，本邦所产，其效较劣。

附　子

主逐水也，故能治恶寒，身体、四肢及骨节疼痛，或沉重，或不仁，或厥冷，而旁治腹痛、失精、下利。

考　征

大乌头煎证曰：绕脐痛，若发则自出汗、手足厥冷。

乌头汤证曰：历节疼痛，不可屈伸。

乌头桂枝汤证曰：腹中痛，逆冷，手足不仁。

以上三方，乌头皆五枚而为君药也。

桂枝附子汤证曰：身体疼痛，不能自转侧。

桂枝附子去桂加术汤证曰：前证而小便自利。

大黄附子汤证曰：胁下偏痛。

天雄散证，阙。（说在"术"部）

以上四方，附子皆三枚。

桂枝甘草附子汤证曰：疼烦，不得屈伸。

附子汤证曰：背恶寒。又曰：身体痛，手足寒，骨节痛。

以上二方，附子皆二枚。

四逆汤证曰：下利清谷不止，身疼痛。又曰：手足厥冷。

真武汤证曰：腹痛。又曰：四肢沉重疼痛，自下利。

桂枝加附子汤证曰：四肢微急，难以屈伸。

桂枝去芍药加附子汤证曰：恶寒。

附子粳米汤证曰：切痛。

麻黄附子甘草汤证，不具也。（说在"麻黄"部）

麻黄附子细辛汤证，不具也。（说在"细辛"部）

附子泻心汤证曰：恶寒。

桂姜草枣黄辛附汤证，不具也。（说在"术"部）

以上九方，附子皆一枚。

观此诸方，其证一是皆水病也。"桂枝附子去桂加术汤"条曰：一服觉身痹，半日许再服，三服都尽，其人如冒状，勿怪，即是术、附并走皮中，逐水气，未得除故耳。"乌头桂枝汤"条曰：初服二合，不知，即服三合，又不知，复加至五合。其知者，如醉状。得吐者，为中病也。此二者，言附子逐水，瞑眩之状也。凡附子中病，则无不瞑眩，甚者脉绝，色变如死人状，顷刻吐出水数升，而其所患者顿除也。余尝于乌头煎知之。附子逐水也，明矣。

药　征

互　考

凡附子、大戟、甘遂之类，同逐水气，而其用之也，随毒所在。附子主水气，而骨节及身体疼痛不可屈伸者，大戟、甘遂则未必然矣。

桂枝加附子汤，附子一枚。桂枝附子汤，附子三枚。四肢微急，难以屈伸者，用附子一枚。身体疼烦，不能自转侧者，用附子三枚。随其痛剧，易附子亦有多少，则附子之功，可得而知也。

《本草纲目》曰：天雄散，治失精。其说曰"暖水脏，益精"，误矣。仲景以天雄逐水耳。精也，水脏也，造化之主暖之，益之，非人力之所及也。

辨　误

《本草纲目》曰：附子性大热。又云：大温。夫味之辛酸苦甘咸，食而可知也；性之寒热温凉，尝而不可知也。以不可知也为知，一测诸臆，其说纷纷，吾孰适从？夫仲景用附子以逐水为主，而不拘热之有无也。若麻黄附子细辛汤、大黄附子汤，其证岂得谓之无热乎？学者察诸。

孔子曰：名不正，则言不顺。有是哉？今所谓中风者，非古所谓中风也。仲景氏曰：头痛、发热、恶风有汗者，名曰中风。今所谓中风，则肢体不遂者，而其说昉于《金匮要略》及《千金方》。于是世之医者，因《金匮》《千金》之方，治其所谓中风者，故无效。王安道以其无效也，而设一论，更建曰"类中风"。盖类也者，类似也。而《金匮》《千金》之所谓中风，岂类《伤寒论》之所谓中风乎？不类也，宜其不得其治也。为则朝夕苦思，参考仲景氏之方，今所谓中风者，身体疼痛、不仁，而往往附子之证也，今举一二而征焉。乌头桂枝汤证曰：手足不仁，身疼痛也。去桂加术汤证曰：身体疼烦，不能自转侧。桂枝加附子汤证曰：四肢微急，难以屈伸。今有此证而用此方，无一不中，中则瞑眩，疾乃瘳。吾故曰：今所谓中风者，非古所谓中风而仲景氏用附子剂者也，不可不知矣。

品　考

附子　今用本邦之乌头也，出于奥州南部津轻松前者，是为上品。今汉客来鬻者，盐藏而非自然之物也，其功能不与古人所论同也。李时珍曰：及一两者难得，但得半两以上者皆良。今汉客来鬻者，大及二两，小不下半两。本邦之乌头，与时珍所说，其轻重只同；而其效与古人之所用亦只同也，于是乎吾不用彼，而用此也。《博物志》曰：乌头、附子、天雄，一物也。《广雅》曰：奚毒，附子也，一年为侧子，二年为乌喙，三年为附子，四年为乌头，五年为天雄。为则按：其效皆同，而后世辨别之不可从矣。锉用。

半　夏

主治痰饮、呕吐也，旁治心痛、逆满、咽中痛、咳、悸、腹中雷鸣。

考　征

大半夏汤证曰：呕吐。

以上一方，半夏二升。

小半夏汤证曰：呕吐，谷不得下。

小半夏加茯苓汤证曰：呕吐。又云：眩悸。

半夏厚朴汤证曰：咽中如有炙脔。

以上三方，半夏皆一升。

半夏泻心汤证曰：呕而肠鸣。

生姜泻心汤证曰：胁下有水气，腹中雷鸣。

甘草泻心汤证曰：腹中雷鸣。又云：干呕。

小柴胡汤证曰：呕。又云：咳。又云：心下悸。

大柴胡汤证曰：呕不止。

小青龙汤证曰：心下有水气，干呕，发热而咳。又曰：吐涎沫。

葛根加半夏汤证曰：呕。

黄芩加半夏生姜汤证曰：干呕。

越婢加半夏汤证曰：咳。

苓甘姜味辛夏汤证曰：呕。

栝蒌薤白半夏汤证曰：心痛。

黄连汤证曰：欲呕吐。

附子粳米汤证曰：腹中雷鸣。又云：逆满，呕吐。

小陷胸汤证曰：结胸病，正在心下，按之则痛。

以上十四方，半夏皆半升。

半夏苦酒汤证曰：咽中伤，生疮。

甘遂半夏汤证曰：心下续坚满。

以上二方，半夏十四枚，或十二枚，近半升。

半夏散证曰：咽中痛。

半夏干姜散证曰：干呕，吐逆，吐涎沫。

半夏麻黄丸证曰：心下悸。

以上三方，半夏诸药等分。

观此诸方，半夏主治痰饮、呕吐也，明矣。其余诸证，呕而有痰者，一是皆半夏治焉。

互　考

呕者，生姜主之。呕而有痰者，半夏主之。

小半夏汤、五苓散，其所治大同而小异。小半夏汤治呕吐有痰饮者，五苓散治呕吐而小便不利也。

大半夏汤证，其载《金匮要略》者，盖非古也，今从《外台秘要》之文。

辨　误

余尝读《本草纲目》"半夏"条曰：孕妇忌半夏，为其燥津液也。不思之甚矣。古语有之曰：有故无损。此证而用此药，夫何忌之有？自后人为妊娠而建其药之禁忌也，终使有其证者，不得用其药，悲夫！夫妊娠者，人为而天赋也，故仲景氏无有养胎之药，娩身之后亦然。故方其有疾而药也，不建禁忌，故妊娠呕吐不止者，仲景氏用干姜人参半夏丸。余亦尝治孕妇留饮掣痛者，与十枣汤数剂，及期而娩，母子无害也。古语所谓有故无损者，诚然！孕妇忌半夏，徒虚语耳。

品　考

半夏　和、汉无别。锉用焉。世医姜汁制之，此因《本草》入"毒草"部，而恐畏其毒，遂杀其能者也，不可从矣。

芫　花

主逐水也，旁治咳、掣痛。

考 征

十枣汤证曰：引胁下痛。又曰：咳。

张仲景氏用芫花，莫过于十枣汤也。为则试服芫花一味，必大泻水，则其逐水也，明矣。

辨 误

《本草》"芫花"条，慎微曰：《三国志》云：魏初平中，有青牛先生常服芫花，年百余岁，常如五六十。时珍曰：芫花乃下品毒物，岂堪久服？此方外迂怪之言，不足信也。为则曰：方外迂怪之说，固无论于疾医之道也。下品毒物，岂堪久服？时珍过矣！有病毒而毒药以攻之，岂不堪久服邪？学者勿眩焉。

品 考

芫花 汉产为良，本邦亦出焉。本邦所产，今之所鬻者，颇多伪也，不可不正矣。本邦俗称志，计武志是真芫花也。

五味子

主治咳而冒者也。

考　征

小青龙汤证曰：咳。

苓桂五味甘草汤证曰：时复冒。

以上二方，五味子皆半升。

此二方，则五味子所主治也，咳而冒者，明矣。

互　考

五味子、泽泻皆主治冒者，而有其别。五味子治咳而冒者，泽泻治眩而冒者也。

辨　误

余尝读《本草》，有五味子收肺补肾之言，是非疾医之言也。原其为说，由五脏生克而来也。夫疾医之道熄，而邪术起，臆测之说，于是乎行，无益于治也，不可从矣。

品　考

五味子　朝鲜之产，是为上品，汉次之。本邦之产，其品稍劣。锉用。

栝蒌实

主治胸痹也，旁治痰饮。

考　征

小陷胸汤证曰：结胸。

栝蒌薤白白酒汤证曰：胸痹，喘息，咳唾。

栝蒌薤白半夏汤证曰：胸痹，不得卧。

枳实薤白桂枝汤证曰：胸痹。

以上四方，栝蒌实皆一枚。

观此诸方，其治胸痹及痰饮也，明矣。所谓胸痹者，胸膈痞塞是也。

互　考

"枳实薤白桂枝汤"条曰：胸痹云云，枳实薤白桂枝汤主之，人参汤亦主之。《金匮要略》往往有此例，此非仲景之古也。夫疾医之处方也，各有所主，岂可互用乎？胸痹而胸满上气、喘息、咳唾，则枳实薤白桂枝汤主之；胸痹而心下痞硬，则人参汤主之，此所以不可相代也。学者思诸。

品　考

栝蒌实　颂曰：其形有正圆者，有锐而长者，功用皆同，今用世所谓玉章者。李时珍曰：栝蒌，古方全用，后世乃分子、瓢各用。今从古也。

葛　根

主治项背强也，旁治喘而汗出。

考　征

葛根黄连黄芩汤证曰：喘而汗出。（说在"互考"中）

以上一方，葛根半斤。

葛根汤证曰：项背强。

葛根加半夏汤证，不具也。（说在"互考"中）

桂枝加葛根汤证曰：项背强。

以上三方，葛根皆四两。

为则曰：葛根主治项背强急也，葛根汤及桂枝加葛根汤皆足以征焉。

互　考

葛根黄连黄芩汤，其用葛根最多，而无项背强急之证，盖阙文也。施诸下利、喘而汗出者，终无有效也；项背强急而有前证者，即是影响也。其文之阙，斯可知也耳矣。

"葛根加半夏汤"条曰：太阳与阳明合病。此非疾医之言也，不取焉。葛根汤证而呕者，此方即主之也。

品　考

葛根　和、汉无异种。药铺所谓生、干者，是为良也。锉用。

防　己

主治水也。

考　征

木防己汤证曰：支饮。

防己茯苓汤证曰：四肢肿。

防己黄芪汤证曰：身重。又曰：肿及阴。

以上三方，防己皆四两。

己椒苈黄丸证曰：肠间有水气。

以上一方，防己一两。

观此诸方，其治水也，明矣，未见施诸他证者也。

互　考

木防己汤，人参为君，故治心下痞坚而有水者。防己茯苓汤，茯苓为君，故治四肢聂聂动而水肿者。防己黄芪汤，黄芪为君，故治身重、汗出而水肿者。仲景氏用防己，未见以为君药者也，而其治水也，的然明矣。

品　考

防己　有汉、木二种，余家用所谓汉防己者也。为则按：木防己出汉中者，谓之汉防己，譬如汉术、辽五味子也。后世歧而二之，其茎谓之木防己，可谓误矣。余试用所谓木防己者，终无寸效；而所谓汉防己者，能治水也，于是断乎用之。陶弘景曰：大而青白色、虚软者好，黑点、木强者不佳。李当之曰：其茎如葛蔓延，其根外白内黄，如桔梗，内有黑纹，如车辐解者良。颂曰：汉中出者，破之，文作车辐解，黄实而香，茎梗甚嫩，苗叶小类牵牛，折其茎，一头吹之，气从中贯，如木通然。它处者，青白，虚软，又有腥气，皮皱，上有丁足子，名木防己。苏恭曰：木防己，不任用也。

《药征》卷中终

医三
书三

药征 卷之下

东洞吉益先生著

门人石见中村贞治子亨校

绍兴裘庆元吉生刊

香 豉

主治心中懊侬也，旁治心中结痛及心中满而烦也。

考 征

枳实栀子豉汤证，不具也。（说在"互考"中）

栀子大黄豉汤证曰：心中懊侬。

以上二方，香豉皆一升。

栀子豉汤证曰：心中懊侬。又曰：胸中窒。又曰：心中结痛。

栀子甘草豉汤证，不具也。（说在"互考"中）

栀子生姜豉汤证，不具也。（说在"互考"中）

以上三方，香豉皆四合。

瓜蒂散证曰：心中满而烦。

以上一方，香豉一合。

观此诸方，其主治心中懊侬也，明矣。

互　考

"枳实栀子豉汤"条，无心中懊侬证。为则按：栀子大黄豉汤，此枳实栀子豉汤而加大黄者，而其条有心中懊侬之证。心中懊侬，固非大黄所主治也，然则"枳实栀子豉汤"条，其脱心中懊侬之证也，明矣。

栀子甘草豉汤、栀子生姜豉汤是栀子豉汤加味之方也，故每章之首，冠以"若"字焉。心中懊侬而少气者，栀子甘草豉汤；心中懊侬而呕者，栀子生姜豉汤，斯可以知已。

辨　误

栀子豉汤方后，皆有"一服得吐，止后服"七字，世医遂误以为吐剂，不稽之甚。为则试之，特治心中懊侬耳，未尝必吐也。且心中懊侬而呕者，本方加用生姜，其非其吐剂也，亦可以见矣。《伤寒论集注》曰：旧本有"一服得吐，止后服"七字，此因瓜蒂散中有香豉，而误传于此也，今为删正。余亦从之。

品　考

香豉　李时珍曰：造淡豉法，用黑大豆二三斗，六月中淘净，水浸一宿，沥干，蒸熟，取出摊席上，候微温，蒿覆，每三日一看，候黄衣上遍，不可大过，取晒，簸净，以水拌之，干湿得所，以汁出指间为准，安瓮中，筑实，桑叶盖，厚二寸，密封泥，于日中晒七日，取出，曝一时，又以水拌入瓮，如此七次，再蒸过，摊去火气，瓮收，筑，封，即成矣。

泽　泻

主治小便不利、冒眩也，旁治渴。

考　征

泽泻汤证曰：心下有支饮，其人苦冒眩。

五苓散证曰：小便不利，微热，消渴。

以上二方，以泽泻为君药。泽泻汤，泽泻五两。五苓散，一两六铢半。

茯苓泽泻汤证曰：吐而渴欲饮水。

以上一方，泽泻四两。

八味丸证曰：小便不利。又曰：消渴，小便反多。

以上一方，泽泻三两。

猪苓汤证曰：渴欲饮水，小便不利。

以上一方，泽泻一两。

牡蛎泽泻散证曰：从腰以下有水气。

以上一方，用泽泻与余药等分。茯苓泽泻汤以下四方，以泽泻为佐药也。

观此诸方，泽泻所主治也，不辨而明矣。

互　考

泽泻、五味子同治冒而有其别也。说见于"五味子"部中。

辨　误

陶弘景曰：泽泻久服则无子。陈日华曰：泽泻催生，令人有子。李时珍辨之，其论详于《本草纲目》。夫怀孕，妇人之常也，而有病不孕，故其无病而孕者，岂其药之所能得失乎？三子不知此义，可谓谬矣。余尝治一妇人，年三十有余，病而无子，有年于兹，诸医无如之何。余为诊之，胸膈烦躁，上逆而渴，甚则如狂，乃与石膏黄连甘草汤，并以滚痰丸服之，周岁，诸证尽愈。其父大喜，以语前医。前医曰：治病则可，而不仁也。曰：何谓也？曰：多服石膏，无子也，是绝妇道也，非不仁而何？其父愕然，招余诘之。余答曰：医者，掌疾病者也，而孕也者，人为而天赋，医焉知其有无哉？且彼人之言，子何不察焉？彼人疗之十有三年，而不能治之，彼岂豫知其来者乎？其父曰：然。居顷之，其妇人始孕也，弥月而娩，母子无恙。余故曰：妇人无病则孕，非药之所能得失也。

品　考

泽泻　本邦仙台所出者，是为良也。锉用。

薏苡仁

主治浮肿也。

考　征

薏苡附子散证，不具也。

以上一方，薏苡仁十五两。

薏苡附子败酱散证曰：腹皮急，按之濡，如肿状。

以上一方，薏苡仁十分。

麻黄杏仁薏苡甘草汤证，不具也。

以上一方，薏苡仁半两。

互　考

薏苡附子散证，不具也，而薏苡附子败酱散言"如肿状"，则主治浮肿，明矣。麻黄杏仁薏苡甘草汤亦就麻黄杏仁甘草石膏汤而去石膏，加薏苡，则用之于咳喘、浮肿可也。

品　考

薏苡仁　和、汉无别。田野、水边，处处多有焉，本交趾之种，马援载还也。本邦有二，其壳厚，无芽，以为念经数珠，不中用药也；有芽尖而壳薄，即薏苡也，俗传其种弘法师之所将来也，因号弘法麦。

薤　白

主治心胸痛而喘息、咳唾也，旁治背痛、心中痞。

考　征

栝蒌薤白白酒汤证曰：喘息，咳唾，胸背痛。

枳实薤白桂枝汤证曰：胸痹，心中痞。

以上二方，薤白皆半升。

栝蒌薤白半夏汤证曰：心痛彻背。

以上一方，薤白三两。

观此三方，薤白所主治也，不辨而明矣。

品　考

薤白　有赤、白二种，白者为良。李时珍曰：薤叶状似韭，韭叶中实而扁，有剑脊；薤叶中空，似细葱叶而有棱，气亦如葱。二月开细花，紫白色。根如小蒜，一本数颗，相依而生。五月叶青则掘之，否则肉不满也。

干　姜

主治结滞水毒也，旁治呕吐、咳、下利、厥冷、烦躁、腹痛、胸痛、腰痛。

考　征

大建中汤证曰：心胸中大寒痛，呕不能饮食。

苓姜术甘汤证曰：身体重，腰中冷。又云：腰以下冷痛。

半夏干姜散证曰：干呕，吐逆，吐涎沫。

以上三方，干姜或四两，或诸药等分。

人参汤证曰：喜唾。又曰：心中痞。

通脉四逆汤证曰：下利清谷。又曰：手足厥逆。又云：干呕。

小青龙汤证曰：心下有水气，干呕。又云：咳。

半夏泻心汤证曰：呕而肠鸣。

柴胡姜桂汤证曰：胸胁满。又云：心烦。

黄连汤证曰：腹中痛，欲呕吐。

苓甘五味姜辛汤证曰：咳，胸满。

干姜黄连黄芩人参汤证曰：吐下。

六物黄芩汤证曰：干呕，下利。

以上九方，干姜皆三两。

栀子干姜汤证曰：微烦。

甘草干姜汤证曰：厥，咽中干，烦躁，吐逆。

干姜附子汤证曰：烦躁，不得眠。

以上三方，干姜二两、一两，而四两之例。

四逆汤证曰：下利清谷。又曰：手足厥冷。

以上一方，干姜一两半，而三两之例。

桃花汤证曰：下利。

干姜人参半夏丸证曰：呕吐不止。

以上二方，干姜一两，而三两之例。

观此诸方，其呕吐者，咳者，痛者，下利者之等，亦是皆水毒之结滞者也。

互 考

孙思邈曰：无生姜，则以干姜代之。以余观之，仲景氏用生姜、干姜，其所主治大同而小异，生姜主呕吐，干姜主水毒之结滞者也，不可混矣。

辨　误

《本草》以干姜为大热，于是世医皆谓四逆汤方中，姜、附热药也，故能温厥冷，非也。按：厥冷者，毒之急迫也，故甘草以为君，而姜、附以为佐。其用姜、附者，以逐水毒也，何热之有？京师二条路白山街，有嘉兵卫者，号近江铺，其男年始十有三，一朝而下利，及至日午，无知其行数，于是神气困冒，医为独参汤与之。及至日晡所，手足厥冷，医大惧，用姜、附益多，而厥冷益甚，诸医皆以为不治。余为诊之，百体无温，手足擗地，烦躁而叫号，如有腹痛之状，当脐有动，手不可近。余乃谓曰：是毒也，药可以治。焉知其死生，则我不知之也。虽然今治亦死，不治亦死，等死，死治可乎？亲戚许诺。乃与大承气汤（一帖之重十二钱）一服，不知，复与，厥冷则变为热；三服而神色反正，下利减半；服十日所，诸证尽退。由是观之，医之于事，知此药，解此毒耳。毒之解也，厥冷者温，大热者凉。若以厥冷复常为热药，则大黄、芒硝亦为热药乎？药物之寒热温凉不可论，斯可以知已。

品　考

干姜　本邦之产有二品，曰干生姜，曰三河干姜。所谓干生姜者，余家用之。所谓三河干姜者，余家不用之。

杏　仁

主治胸间停水也，故治喘咳，而旁治短气、结胸、心痛、形体浮肿。

考　征

麻黄汤证曰：无汗而喘。

以上一方，杏仁七十个。

苓甘姜味辛夏仁汤证曰：形肿者，加杏仁。

以上一方，杏仁半斤。

茯苓杏仁甘草汤证曰：胸中气塞，短气。

麻黄杏仁甘草石膏汤证曰：喘。

桂枝加厚朴杏子汤证曰：喘。

以上三方，杏仁皆五十个。

大青龙汤证曰：咳喘。

麻黄杏仁薏苡甘草汤证，不具也。（说在《类聚方》）

以上二方，杏仁四十个，二两，而五十个之例。

大陷胸丸证曰：结胸者，项亦强。

走马汤证曰：心痛。

以上二方，杏仁诸药等分。

观此诸方，杏仁主治胸间停水也，明矣。

互　考

杏仁、麻黄同治喘，而有其别。胸满不用麻黄，身疼不用杏仁，其二物等用者，以有胸满、身疼二证也。

《金匮要略》曰：胸痹云云，茯苓杏仁甘草汤主之，橘枳姜汤亦主之。为则按：胸痹、短气、筋惕肉瞤、心下悸者，茯苓杏仁甘草汤主之。胸痹、呕吐、呃逆者，橘皮枳实生姜汤主之。二方治一证，非古之道也。"栝蒌实"条既辨明之，今不赘于兹也。

品　考

杏仁　和、汉无异品也。制之之法，去皮，不去尖。

大　枣

主治牵引强急也，旁治咳嗽、奔豚、烦躁、身疼、胁痛、腹中痛。

考　征

十枣汤证曰：引胁下痛。又曰：咳烦，胸中痛。

葶苈大枣汤证曰：咳逆上气，喘鸣迫塞。又曰：不得息。

以上二方，以大枣为君药，一则十枚，一则十二枚。

苓桂甘枣汤证曰：欲作奔豚。

越婢汤证，不具也。（说在《类聚方》）

生姜甘草汤证，不具也（说在"互考"中）

以上三方，大枣皆十五枚。

甘麦大枣汤证曰：脏躁，喜悲伤。

以上一方，大枣十枚。

小柴胡汤证曰：头项强。又云：胁痛。

小建中汤证曰：急痛。

大青龙汤证曰：身疼痛，汗不出而烦躁。

黄连汤证曰：腹中痛。

葛根汤证曰：项背强。

黄芩汤证，不具也。（说在《类聚方》）

桂枝加黄芪汤证曰：身疼重，烦躁。

吴茱萸汤证曰：烦躁。

以上八方，大枣皆十二枚。

试此诸方，皆其所举诸证，而有挛引强急之状者，用大枣则治矣，不则无效也。且也，十枣汤，大枣为君药，而有引痛证，斯可以为征已。

互　考

"甘麦大枣汤"条，有喜悲伤证，此毒之逼迫也，故用大枣以治挛引强急，用甘草、小麦以缓迫急也。

"苓桂甘枣汤"条，有奔豚证，此其毒动而上冲，有挛引强急之状者，故用大枣也。生姜甘草汤证曰：咳唾涎沫不止。为则按：若之人患胸中有挛引强急之状，故用大枣居多也。为则按：仲景氏用大枣、甘草、芍药，其证候大同而小异，要在自得焉耳。

辨　误

大枣养脾胃之说，非古也，不取焉。古人云：攻病以毒药，养精以谷肉果菜。夫攻之与养，所主不同，一物而二义。如曾晳之于羊枣，好而食之，是养也；如十枣汤，用大枣，恶而不避，是攻也。无他嗜好之品，而充食用，则为养也；而充药物，则为攻也。十枣汤，大枣为君，而治挛引强急，岂以为养哉？

品　考

大枣　汉种者为良，其品核小而肉厚也。不去核而锉用之。

橘　皮

主治呃逆也，旁治胸痹、停痰。

考 征

橘皮竹茹汤证曰：哕逆。（哕者，呃之谓也）

以上一方，橘皮二斤。

橘皮枳实生姜汤证曰：胸痹。（说在"杏仁"部中）

以上一方，橘皮一斤。

橘皮汤证曰：哕。

以上一方，橘皮四两。

茯苓饮证曰：心胸中有停痰。

以上一方，橘皮二两半。

观此诸方，主治呃逆也，明矣。胸痹者，停痰者，其有呃逆之证，则橘皮所能治也。

品 考

橘皮 近世间以柑子代橘皮，非也，可选用焉。真橘树者，余观之于和州春日祠前，于远州见附驿也。

吴茱萸

主治呕而胸满也。

考　征

吴茱萸汤证曰：呕而胸满。

以上一方，吴茱萸一斤。

品　考

吴茱萸　无赝物。

瓜　蒂

主治胸中有毒，欲吐而不吐也。

考　征

瓜蒂散证曰：胸中痞硬，气上冲咽喉，不得息者。又曰：心中满而烦，饥而不能食者，病在胸中。

以上一方，瓜蒂一分。

品　考

瓜蒂　宗奭、时珍以为甜瓜蒂。试之，无寸效也。又有一种，名柿瓜，其种殊少，而其形如柿。又有一种，如柿瓜而皮上有毛者。其始皆太苦而不可食也，及熟则尤甜美，其蒂甚苦，有效，可用。三才图会所谓青瓜也，本邦越前之产，是为良也。

桂　枝

主治冲逆也，旁治奔豚、头痛、发热、恶风、汗出、身痛。

考　征

桂枝加桂汤证曰：气自少腹上冲心。

以上一方，桂枝五两。

桂枝甘草汤证曰：其人叉手自冒心，心下悸，欲得按。

桂枝甘草附子汤证，不具也。（说在"互考"中）

苓桂甘枣汤证曰：欲作奔豚。

苓桂五味甘草汤证曰：气从少腹上冲胸咽。

桂枝附子汤证，不具也。（说在"互考"中）。

以上五方，桂枝皆四两。

桂枝汤证曰：上冲。又曰：头痛发热，汗出恶风。

苓桂术甘汤证曰：气上冲胸。

以上二方，桂枝皆三两。

观此诸方，桂枝主治冲逆也，明矣。头痛发热之辈，其所旁治也。仲景之治疾，用桂枝者，居十之七八，今不枚举焉。

互　考

桂枝甘草汤证曰：其人叉手自冒心。为则按：叉手冒心者，以悸而上冲故也。

"桂枝甘草附子汤"条，无上冲证。为则按：此方，桂枝甘草汤而加附子者也。"桂枝甘草汤"条有上冲证，然则此汤亦当有上冲证。其脱此证也，明矣。

桂枝附子汤，用桂枝多于桂枝加附子汤，而无上冲证，盖阙文也。"桂枝加附子汤"条，犹有桂枝之证，况于此汤而可无桂枝之证乎？

辨　误

范大成《桂海志》云：凡木叶心皆一纵理，独桂有两道，如圭形，故字从之。陆佃《埤雅》云：桂犹圭也，宣导百药，为之先聘通使，如执圭之使也。为则按：制字之说，范为得之，盖以其所见而言之也。陆则失矣，盖以臆测之，而强作之说也，不可从矣。

《伤寒论》曰"桂枝本为解肌"，非仲景氏之意也，不取，此盖注误入本文者也。

宗奭曰：汉·张仲景以桂枝汤治伤寒表虚。是不善读《伤寒论》之过也。《伤寒论》中间说表里虚实，非疾医之言也，盖后人所掺入也。凡仲景之用桂枝，以治上冲也。"桂枝汤"条曰：上冲者，可与桂枝汤；若不上冲者，不可与之。"桂枝加桂汤"条曰：气从少腹上冲心。又按："去桂加术汤"条曰：小便自利。由是观之，上冲则用桂，下降则否，斯可以见已。且虚实之说，仲景所言，不失古训，而后人所掺入，则不合古训。宗奭不善读书，而妄为之说，过矣！

品　考

桂枝　气味辛辣者，为上品也。李杲以气味厚薄分桂枝、肉桂，遂构上行、下行之说，是臆测也，不可从矣。桂枝也，肉桂也，桂心也，一物而三名也。桂心之说，陈藏器、李时珍得之。

厚　朴

主治胸腹胀满也，旁治腹痛。

考　征

大承气汤证曰：腹胀满。又曰：腹中满痛。

厚朴三物汤证曰：痛而闭。

厚朴七物汤证曰：腹满。

厚朴生姜甘草半夏人参汤证曰：腹胀满。

以上四方，厚朴皆半斤。

枳实薤白桂枝汤证曰：胸满。

栀子厚朴汤证曰：腹满。

以上二方，厚朴皆四两。

半夏厚朴汤证曰：咽中如有炙脔。

以上一方，厚朴三两。

小承气汤证曰：腹大满不通。

以上一方，厚朴二两。

观此诸方，厚朴主治胀满也，明矣。

互　考

"厚朴三物汤"条无腹满证。此汤即大承气汤而无芒硝者也，然则有腹满证也可知已。其无芒硝者，以无坚块也。

辨　误

张元素曰：厚朴虽除腹胀，若虚弱人，宜斟酌用之，误则脱人之元气也。为则曰：是无稽之言也。古语曰：攻病以毒药。方疾之渐也，元气为其所抑遏，医以毒药攻之，毒尽而气旺，何怖之有？请举其征。大承气汤，厚朴为君，而有此汤之证者，多乎不能食，神气不旺者，于是施以此汤，则毒除也。毒除能食，能食气旺，往往而然也。厚朴脱人之元气，徒虚语耳。

品 考

厚朴 汉产为良。本邦所产，非真厚朴也，不堪用矣。或云本邦之产有二种，其一则冬月叶不落，是与汉土所产同，比睿山有之。

枳 实

主治结实之毒也，旁治胸满、胸痹、腹满、腹痛。

考 征

枳术汤证曰：心下坚，大如盘。

以上一方，枳实七枚。

枳实芍药散证曰：腹痛，烦满。

以上一方，枳实诸药等分。

桂枝枳实生姜汤证曰：心悬痛。

大承气汤证曰：腹胀满。

厚朴三物汤证曰：痛而闭。

厚朴七物汤证曰：腹满。

栀子大黄豉汤证曰：热痛。

以上五方，枳实皆五枚。

大柴胡汤证曰：心下急，郁郁微烦。

枳实薤白桂枝汤证曰：胸满。

栀子厚朴汤证曰：心烦，腹满。

以上三方，枳实皆四枚。

小承气汤证曰：腹大满不通。

枳实栀子豉汤证，不具也。（说在"互考"中）

橘皮枳实生姜汤证曰：胸痹。

以上三方，枳实皆三枚。

观此诸方，枳实主治结实之毒也，明矣。

互　考

仲景氏用承气汤也，大实大满，结毒在腹，则大承气汤，其用枳实也五枚；唯腹满不通，则小承气汤，其用枳实也三枚。枳实主治结实，斯可以见已。

枳实栀子豉汤，其证不具也。为则按：栀子、香豉主治心中懊憹，而更加枳实，则其有胸满之证，明矣。

品　考

枳实　本邦所产称枳实者，不堪用也。汉土之产，亦多赝也，不可不择焉。《本草纲目》诸家歧枳实、枳壳而为之说，非古也。吾则从仲景氏也。

栀 子

主治心烦也，旁治发黄。

考 征

大黄硝石汤证曰：黄疸。

栀子柏皮汤证曰：身黄。

以上二方，栀子皆十五枚。

栀子豉汤证曰：烦。

栀子甘草豉汤证，不具也。（说在"香豉"部中）

栀子生姜豉汤证，不具也。（说在"香豉"部中）

枳实栀子豉汤证，不具也。（说在"枳实"部中）

栀子厚朴汤证曰：心烦。

栀子干姜汤证曰：微烦。

茵陈蒿汤证曰：心胸不安，久久发黄。

以上七方，栀子皆十四枚。

栀子大黄豉汤证曰：黄疸。

以上一方，栀子十二枚。

观此诸方，栀子主治心烦也，明矣。发黄者，其所旁治也，故无心烦之证者而用之，则未见其效矣。

互　考

栀子大黄豉汤，栀子十二枚。为则按：当作十四枚，是栀子剂之通例也。

为则按：香豉以心中懊侬为主，栀子则主心烦也。

辨　误

《本草》诸说，动辄以五色配五脏，其说曰：栀子色亦，味苦入心而治烦。又曰：栀子治发黄，黄是土色，胃主土，故治胃中热气。学者取其然者，而莫眩其所以然者，斯为可矣。

品　考

栀子　处处出焉。锉用。

酸枣仁

主治胸膈烦燥，不能眠也。

考　征

酸枣仁汤证曰：虚烦，不得眠。（为则按："虚烦"当作"烦躁"）。

以上一方，酸枣仁二升。

辨 误

时珍曰：熟用不得眠，生用好眠，误矣！眠与不眠，非生、熟之所为也，乃胸膈烦躁，或眠，或不眠者，服酸枣仁，则皆复常矣。然则酸枣仁之所主，非主眠与不眠也。而历代诸医，以此立论，误也，以不知人道也。夫人道者，人之所能为也。非人之所能为者，非人道也。学圣人之道，然后始知之。盖眠者，寤者，造化之主也，而非人之为也。而烦躁者，毒之为而人之造也，酸枣能治之。故胸膈烦躁，或寤而少寐，或寐而少寤，予不问酸枣之生、熟，用而治之，则烦躁罢而寤寐复故。呜呼，悲哉，圣人之世远人亡！历代之学者，其解圣经，往往以天事混之于人事，故其论可闻，而行不可知也，人而不人，医而不医。吾党小子慎之，勿混造化与人事矣。

品 考

酸枣仁　和、汉共有焉，汉产为良也。

茯 苓

主治悸及肉眴筋惕也，旁治小便不利、头眩、烦躁。

考 征

苓桂甘枣汤证曰：脐下悸。

茯苓戎盐汤证，不具也。（说在"互考"中）

茯苓泽泻汤证，不具也。（说在"互考"中）

以上三方，茯苓皆半斤。

防己茯苓汤证曰：四肢聂聂动。

茯苓四逆汤证曰：烦躁。

以上二方，茯苓皆六两。

茯苓杏仁甘草汤证，不具也。（说在"互考"中）

以上一方，茯苓三两，而亦六两之例。

苓桂术甘汤证曰：身为振振摇。又云：头眩。

苓桂五味甘草汤证曰：小便难。

苓姜术甘汤证，不具也。（说在"互考"中）

木防己去石膏加茯苓芒硝汤证，不具也。（说同上）

小半夏加茯苓汤证曰：眩悸。

半夏厚朴汤证，不具也。（说在"互考"中）

以上六方，茯苓皆四两，此外苓桂剂颇多，今不枚举焉。

茯苓甘草汤证曰：心下悸。

以上一方，茯苓二两，而亦四两之例。

茯苓饮证，不具也。（说在"互考"中）

栝蒌瞿麦丸证曰：小便不利。

葵子茯苓散证曰：头眩。

真武汤证曰：心下悸，头眩，身眴动。

附子汤证，不具也。（说在"互考"中）。

桂枝去桂加茯术汤证曰：小便不利。

以上六方，茯苓皆三两。

五苓散证曰：脐下有悸，吐涎沫而癫眩。

以上一方，茯苓十八铢。

猪苓汤证曰：小便不利，心烦。

桂枝茯苓丸证曰：胎动。（说在"互考"中）

以上二方，茯苓诸药等分。

观此诸方，曰心下悸，曰脐下悸，曰四肢聂聂动，曰身眴动，曰头眩，曰烦躁，一是皆悸之类也。小便不利而悸者，用茯苓则治；其无悸证者而用之，则未见其效。然则悸者，茯苓所主治；而小便不利者，则其旁治也。头眩、烦躁亦然。

互　考

茯苓戎盐汤、茯苓泽泻汤各用茯苓半斤，以为主药，而不举茯苓之证。苓桂甘枣汤亦用茯苓半斤，而有脐下悸之证。其他用茯苓为主药者，各有悸眩、眴动之证。况于二方多用茯苓，而可无若证乎？其证脱也，必矣。

　　茯苓杏仁甘草汤方是苓桂术甘汤去桂、术，加杏仁者也，然则其脱茯苓之证也，明矣。

　　苓姜术甘汤有身为振振摇证，此非桂之主证，而苓之所能治也。然则"苓姜术甘汤"条脱此证也，明矣。

　　木防己去石膏加茯汤芒硝汤方，是防己茯苓汤以黄芪、甘草代人参、芒硝者也。而防己茯苓汤有四肢聂聂动之证，是非黄芪、甘草之主证，而茯苓之所主治也。由是观之，此汤脱四肢瞤动之证也，明矣。

　　半夏厚朴汤是小半夏加茯苓汤再加厚朴、苏叶者也。然则其脱眩悸之证也，明矣。

　　茯苓甘草汤方是苓桂术甘汤去术加姜者也，可以前例而推之。

　　茯苓饮以苓为主，而不举其证，以他例推之，心悸下而痞硬、小便不利、自吐宿水者，此汤所主治也。

　　附子汤方是真武汤去姜加参者也。"真武汤"条有心下悸、头眩、身瞤动之证，然则此汤之条脱若证也，明矣。

　　桂枝茯苓丸证曰：胎动在脐上。为则按：盖所谓奔豚也，而不可臆测焉。以旁例推之，上冲心下悸，经水有变，或胎动者，此丸所主也。

　　人参、茯苓、黄连，其功大同而小异，说在"人参"部中。

品　考

　　茯苓　和、汉无异也。陶弘景曰：仙方止云茯苓，而无茯

神，为疗既同，用之应无嫌。斯言得之。赤、白补泻之说，此
臆之所断也，不可从矣。

猪 苓

主治渴而小便不利也。

考 征

猪苓汤证曰：渴欲饮水，小便不利。

猪苓散证曰：思水者。

以上二方，猪苓诸药等分。

五苓散证曰：小便不利，微热，消渴。

以上一方，猪苓十八铢。

观此三方，猪苓所主，治渴而小便不利也，明矣。

品 考

猪苓 和、汉共有焉，汉产实者为良也。

水 蛭

主治血证也。

考　征

抵当汤证曰：少腹硬满云云。又曰：经水不利下。

抵当丸证曰：少腹满，应小便不利，今反利者，为有血也。

以上二方，水蛭或三十个，或二十个。

观此二方，则水蛭之所主治也，明矣。为则按：诊血证也，其法有三焉：一曰少腹硬满，而小便利者，此为有血，而不利者，为无血也；二曰病人不腹满，而言腹满也；三曰病人喜忘，屎虽硬，大便反易，其色必黑，此为有血也。仲景氏诊血证之法，不外于兹矣。

品　考

水蛭　苏恭曰：有水蛭、草蛭，大者长尺许，并能咂牛马人血。今俗多取水中小者用之，大效。

龙　骨

主治脐下动也，旁治烦惊、失精。

考　征

桂枝去芍药加蜀漆龙骨牡蛎汤证曰：惊狂，起卧不安。

以上一方，龙骨四两。

桂枝加龙骨牡蛎汤证曰：失精，少腹弦急。

天雄散证，阙。（说在"术"部中）

蜀漆散证，不具也。（说在"互考"中）

以上三方，龙骨三两，或诸药等分。

柴胡加龙骨牡蛎汤证曰：烦惊。

以上一方，龙骨一两。（说在"外传"中）

桂枝甘草龙骨牡蛎汤证：烦躁。

以上一方，龙骨二两，而亦四两之例。

观此诸方，龙骨所治惊狂、烦躁、失精也，无容疑者。为则每值有其证者，辄用之，而间有无效者，于是乎中心疑之，居数岁，始得焉。其人脐下有动而惊狂，或失精，或烦躁者，用龙骨剂，则是影响；其无脐下动者而用之，则未见其效。由是观之，龙骨之所主治者，脐下之动也；而惊狂、失精、烦躁，其所旁治也。学者审诸。

互　考

"蜀漆散"条，所谓疟者，是寒热发作有时也；而其有脐下动者，此散所主治也。无脐下动者而用之，则未见其效也。

辨　误

龙骨之说，或曰骴也，或曰石也，诸说终无有一定也。为则按：譬如人物乎，父精母血，相因为体，人人而所知也。虽然，果然之与不，熟究论之？龙骨亦然。究论何益之有？至如其效用，则此可论也，可择也，不可不知矣。

品　考

龙骨　以能化者为上品也。有半骨半石之状者，是未化也。取龙骨法，如取石膏法也。打碎用之。

牡　蛎

主治胸腹之动也，旁治惊狂、烦躁。

考　征

桂枝去芍药加蜀漆龙骨牡蛎汤证曰：惊狂，起卧不安。

以上一方，牡蛎五两。

牡蛎汤证，不具也。（说在"互考"中）

以上一方，牡蛎四两。

牡蛎泽泻散证，不具也。（说在"互考"中）

以上一方，牡蛎诸药等分。

柴胡姜桂汤证曰：微烦。

以上一方，牡蛎三两。

桂枝甘草龙骨牡蛎汤证曰：烦躁。

以上一方，牡蛎二两，而亦四两之例。

柴胡加龙骨牡蛎汤证曰：烦惊。

以上一方，牡蛎一两半。（说在"外传"中）

观此诸方，牡蛎所治惊狂、烦躁，似与龙骨无复差别。为则从事于此也，久之，始知牡蛎治胸腹之动矣。学者亦审诸。

互　考

牡蛎、黄连、龙骨同治烦躁，而各有所主治也。膻中，黄连所主也；脐下，龙骨所主也；而部位不定，胸腹烦躁者，牡蛎所主也。

"牡蛎汤"条曰：疟。"牡蛎泽泻散"条曰：有水气。其所举之证，盖不具也。以他例推之，喘急息迫而胸中有动者，牡蛎汤主之也。身体水肿，腹中有动，渴而小便不利者，牡蛎泽泻散主之也。学者审诸。

品　考

牡蛎　壳之陈久者为良也。余家今用出于艺州者也。坊间所鬻者，不堪用也。

《药征》卷之下终

跋

　　盖古书之贵于世，以施诸今而有征也。其古虽并于诗书，言之与实背驰，则不足贵矣。《本草》之书，传于世也虽邈焉。凿说之甚，辨折以胸臆，引据以神仙，其言巧而似，于是其理达而远乎实，游断谍谍，不异赵括之论兵也。先考东洞翁，于是作《药征》，考校效验，订绳谬误，揣权宜，精异同。虽颇穷经旨，未尝有如《本草》说多能者。然循其运用之变，奏异功则殆如天出，而俏性多能，是方之功，而非一物之能也。夫阳燧取火于日，方诸取露于月，而浮云盖其光，则水火忽不可致也。而终日握阳燧不得温手，终夜舐方诸不能止渴。方诸、阳燧虽致水火，责之以其能而不获者，非自然之能也。自然之能出乎天，而不假他力；法用之功成乎人，而不能独立，不可苟混焉。《本草》辨其所以，而不识其实，主治混淆，的证难分，莫法之可以据，载籍虽古，岂足尊信哉？先考之于《药征》也，主治颇详明，不道阴阳，不拘五行，以显然之证，征于长沙之法，推功之实，审事之状，阐众之所未发，以烛乎冥行之徒，诚扁鹊之遗范也。其书之已成，受业者奉之，屡请刊行。翁喟然叹曰：过矣！刊行何急？世所刊之书，后欲废者，往往有之，皆卒然之过也。药论者，医之大本，究其精良，终身之业也。今刊未校之书，传乎不朽，为人戮笑，宁蠹灭于椟中，终不许焉。翁卒暨于今十有二年，遂命剞劂之师，刊行之于世矣。

天明甲辰之冬十一月朔男猷谨题

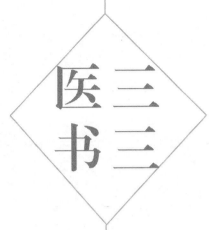

医三
书三

药征续编

日·邨井杶 撰

提要

　　《药征》为东人东洞吉益著作之一。《药征》五十三品，伟业未竟，人遽云亡。弟子邨井续征十品，附录七十二品，辨古之妄，释今之惑，定正考核，十易寒暑，盖亦煞费苦心矣！

　　按：东洞为彼邦复古派之有力分子，学问渊博，著述等身，从游者数百人。邨井尤能传其衣钵，治旧疴，起废疾，名振西海。尝谓及门曰：仲景氏方法者，疾医之道也。苟不经圣人制作之手，安能有如此方法乎哉？

序

孔子曰：精义入神，以致用也。医药之道，苟不精义，致用也难矣。其观象索本，知几通变，非天下至精，孰能与于此哉？仲景氏出，方法悉备，其书虽存，而知意味者鲜矣！于是治疾之要，唯知随证，而不知观证之有法也。其论药能方验药功，混为一，终不辨本性也。如斯而得入神，孰不为良医耶？邨井大年，肥后人也，笃信吾先考东洞翁。治旧疴，起废疾，名声振西海。顷者集《药征》不载之药品，稽古征今，审其功能，作《药征续编》，大年之精斯道也。读此书而观其所论，则可知焉。

宽政丙辰仲冬平安吉益猷修夫序

目录

药征续编　卷之上

肥后医人邨井柂著

绍兴裘庆元吉生校刊

赤石脂

主治水毒下利，故兼治便脓血。

考　征

桃花汤证曰：下利，便脓血。

赤石脂禹余粮汤证曰：下利不止。

上二方，赤石脂各一斤。

乌头赤石脂丸证，不具。

上一方，赤石脂一两。

据此三方，则赤石脂治水毒下利不止、便脓血，明矣。

互 考

赤石脂配干姜，则治腹痛、下利，若无腹痛，则不配干姜。

乌头赤石脂丸证，不具，但云治心痛彻背、背痛彻心者。虽然，此方岂惟治心背彻痛乎？后世误载之《金匮要略》心痛病篇内，故世医皆以为但治心痛之方也。枬按：此方本当在六经病篇内某证条下，而治心痛彻痛、背痛彻心者矣。今详前后之条及病证方法，盖厥阴病、蛔厥，心痛彻背、背痛彻心，下利，恶寒者主之，当是同甘草粉蜜汤、大建中汤等，在乌梅丸之前后矣。《外台秘要·第七》"心背彻痛方"内曰：仲景《伤寒论》：心痛彻背、背痛彻心，乌头赤石脂丸主之。小注云：出第十五卷中。然则是本《伤寒论》厥阴病篇内方，而必有前后之证存矣。何以言之？则蜀椒治蛔厥，干姜治下利、腹痛，乌头、附子并治四肢厥逆，赤石脂惟治下利。由此观之，此方岂惟治心背彻痛乎？余尝疑乌梅能治蛔，故蛔厥，心痛彻背、背痛彻心，则此方不可无乌梅矣。然则"乌头"是"乌梅"之误矣乎？凡仲景之方，无乌头、附子并用者，则益知"乌头"是"乌梅"之误矣。枬又按：《外台秘要·第七》"久心痛方"内，有范汪疗久心痛方，又名乌头赤石脂丸，方内有桂心（桂心即桂枝，唐方皆以桂枝为桂心），无附子，此为异耳。或疑"附子"是"桂枝"之误矣乎？桂枝能治上冲而厥者，乌头、附子本同物同功，并存以俟明者试效而已。

桃花汤方曰"赤石脂一斤，一半全用，一半筛末"，是分赤石脂一斤以为各半斤。干姜一两，粳米一升，以水七升，煮米令熟，去滓，取七合，又取半斤赤石脂末内方寸匕，温服，一日三服。后内赤石脂末方寸匕者，未知何故也，宜随仲景之法施之。《外台秘要》引崔氏方、阮氏桃花汤，分两法，则与此不同，可考。

品　考

赤石脂　理腻黏舌缀唇，鲜红桃花色者，为上品，近年佐渡州所产者是也。凡方有"桃花"名者，以有赤石脂也。又，有桃花丸，皆即此物耳。

栝蒌根

主治渴。

考　征

柴胡桂枝干姜汤证曰：渴而不呕。

小柴胡去半夏加栝蒌汤证曰：发渴者。

上二方，栝蒌根各四两。

栝蒌桂枝枝汤证，不具。

栝蒌瞿麦丸证曰：其人若渴。

上二方，栝蒌根各二两。

栝蒌牡蛎散证曰：渴不差者。

牡蛎泽泻散证，不具。

上二方，栝蒌根诸药等分。

据此诸方，则栝蒌根治渴，明矣。凡渴有二证：烦渴者，石膏主之；但渴者，栝蒌根主之，是宜分别而治之。按：栝蒌根者，盖兼治口中燥渴及黏者，然是非栝蒌根一味之主治也，合用而后见其妙，要宜考之于柴胡桂枝干姜汤、栝蒌桂枝汤二方。

互　考

栝蒌桂枝汤证，不具。然"太阳病，其证备"云，则是全备桂枝汤证之谓也。但"身体强几几然"云者，岂独栝蒌根所主乎？几几然，是项背强急之状也。故桂枝加葛根汤证曰：项背强几几。葛根汤证曰：项背强几几然。则几几然，是为葛根之证，明矣。余故曰：此方盖于桂枝加葛根汤方内加栝蒌根二两，煮法、水率亦皆依桂枝加葛根汤法，而不依桂枝汤法也，岂不其征乎？然则益知此方者，是桂枝加葛根汤证全备而渴者主之。《类聚方》不载此方，水率、煮法者，误也。

牡蛎泽泻散证，不具。此方七味等分之剂，而不知何以为主药也。然今此谓"大病差后，从腰以下有水气"，则必有渴证，明矣，故有栝蒌根也。

辨　误

《尔雅》曰：果蓏之实栝蒌。郭璞曰：今齐人呼之为天瓜。李巡曰：栝蒌，子名也。据此说，则根名果蓏，子名栝蒌。凡仲景之方，栝蒌桂枝汤、栝蒌瞿麦丸、柴胡去半夏加栝蒌汤及牡蛎泽泻散、柴胡桂枝干姜汤二方内，栝蒌皆当作果蓏。若作栝蒌，则当须加"根"字。不然，与子相混，不可不改焉。又，小陷胸汤、瓜蒌薤白白酒汤、瓜蒌薤白半夏汤、枳实薤白桂枝汤方内，瓜蒌实皆当作栝蒌也，"实"字当削之。李时珍曰：栝蒌即果蓏，二字音转也，亦作菰瓤，后人又转为瓜蒌，愈转愈失其真矣。时珍之说非也，栝蒌决非果蓏音转也。《尔雅》岂以音转注之乎？瓜蒌、菰瓤，后世假栝蒌之音者也。菰瓤，本见《灵枢经》，盖俗字，误见于经，后人所作乎？栝蒌非果蓏之音转，可知矣。

品　考

栝蒌　二品：一其色赤，一其色黄，但其根不异，通用而可也。雷敩曰"圆者为栝，长者为蒌"，亦属牵强。今药肆所有者，土瓜根混卖，不可不择也。盖土瓜根，短如甘薯，味苦；天瓜长如薯蓣，最大，味甘微苦，宜以此分别也。若无此物，则天花粉可权用，其色如雪，握之又作雪声，不贴银器者佳。

蜀　漆

主治胸腹及脐下动剧者，故兼治惊狂、火逆、疟疾。

考　征

桂枝去芍药加蜀漆龙骨牡蛎救逆汤证曰：惊狂，起卧不安者。

牡蛎汤证曰：牡疟。

上二方，蜀漆各三两。

牡蛎泽泻散证，不具。

蜀漆散证曰：牡疟，多寒者。

上二方，蜀漆诸药等分。

据此诸方，则蜀漆之为功，古来未尝谓治动矣。然疟疾及惊狂、火逆诸证，必有胸腹、脐下动剧者，故见其有动者而用之，则法证无不治者。然则蜀漆者，治胸腹及脐下动剧者，明矣。

互　考

牡蛎汤服法曰：吐则勿更服。今疟疾有喘鸣急迫，或自汗，或不汗，胸腹动剧者，服之，则其人必吐水数升，而无其证不愈者；若有不吐者，则其证不愈也。由此观之，蜀漆能吐水毒，动是水毒，明矣。当知疟之为病，亦水毒之所为矣。虽然，此方岂惟治疟疾乎？凡病人喘鸣迫塞，或自汗，或不汗，胸腹动剧，皆此方能治之。往来寒热，发作有时，所以不豫也。晋唐以来，世医之见仲景之方也，皆以为惟治伤寒者，故如彼葛洪、孙思邈、王焘、许叔微之书，皆知备仲景之方于伤寒门，而未尝知治万病矣。殊不知仲景本取治万病之方，以治伤寒矣。降至赵宋之时，有《金匮要略》之书，当时如王洙，得仲景治伤寒中杂病证之方于蠹简之中，而后各分其门，以为一书。世之为医者，遂称其书谓之《金匮玉函》之方。金匮之，玉函之，盖尊重之至也。自此以往，世之为医者，又见某门之方，以为某方惟治某证，于是乎，如牡蛎汤、蜀漆散二方，亦置诸"疟疾篇"内，而徒知治疟疾，未尝知治余病矣，甚之束之高阁，而谓古方不宜今病，可胜叹哉！呜呼！仲景之方法之衰也，不独王叔和为之，彼葛、孙、王、许实为之，又医道之大罪人乎哉！

桂枝去芍药加蜀漆龙骨牡蛎救逆汤证曰：惊狂，起卧不安。枬按：此证者，是外证也。凡仲景之为法，不独以外证治之，且并诊内外治之。故无胸腹及脐下动者，若虽有惊狂、起卧不安证，亦非此方所宜也。呜呼！是吾东洞翁千古卓识，吾侪岂不奉此乎哉？

蜀漆散证不具，且云牡疟。盖牡疟者，独寒不热，非无热也，多寒也。夫疟之为病，先其寒而后其热，虽然，不可以寒热治疟，则岂无内候在乎？曰：必有脐下动剧矣。故仲景尝以龙骨主之，以蜀漆佐之，医者其察诸。

牡蛎泽泻散证不具，然以仲景用牡蛎之方推之，则其证必有胸腹之动剧。苟有胸腹之动剧，则无有不加蜀漆之方。由此观之，盖此方治水肿，胸腹之动剧而渴者，明矣。《方极》可考。凡仲景之治动也，其活法有三：有胸腹之动，则以牡蛎治之；有脐下之动，则以龙骨治之；有胸腹脐下之动剧，则以蜀漆治之。此为仲景治动之三活法矣。故仲景之方，有以蜀漆配之牡蛎者，或有配之龙骨者，或有配之龙骨、牡蛎者，是又仲景用蜀漆之法也。本论不载此法者，盖属脱误。故晋唐以来，无有知蜀漆之功者。而诸病之有动者最多，则动之为病也，为诸病内候之主证，而最为难治矣。虽然，两千年来，诸医之说、诸家本草何其不载龙骨、牡蛎、蜀漆之本功矣乎？或云：牡蛎之咸，消胸腹之满；或云：龙骨、牡蛎，收敛神气；或云：蜀漆，辛以散之；或云：龙骨、牡蛎之涩以固之。未尝见言之及治动之功者，又未尝知动之为诸病内候之主证也。吾东洞翁，生于两千年之下，始知龙骨、牡蛎、蜀漆之功，其说详于本条之下，是诚两千年来不传之说，而翁独得其旨者，不亦伟乎？韩退之尝推尊孟子，以为功不在禹之下。余以为翁之有功于我医，不在仲景之下矣，是非余之过论也。

品　考

蜀漆　乃常山苗，其功与常山同。蜀漆无华舶来之物。常山者，华物为良，和产多伪品。若无蜀漆，则常山可以权用。本邦亦多产，医者或未知此物。

生　姜

主治呕，故兼治干呕、噫、哕逆。

考　征

小半夏汤证曰：呕吐，谷不得下。

小半夏加茯苓汤证曰：卒呕吐。又曰：先渴后呕。

厚朴生姜半夏甘草人参汤证，不具。

橘皮汤证曰：干呕，哕。

橘皮竹茹汤证曰：哕逆。

橘皮枳实生姜汤证，不具。

以上六方，生姜各半斤。

生姜半夏汤证，不具。

上一方，生姜汁一升。

黄芪桂枝五物汤证，不具。

吴茱萸汤证曰：食谷欲呕。又曰：干呕。又曰：呕而胸满。

上二方，生姜各六两。

大柴胡汤证曰：呕不止。又曰：呕吐。

生姜甘草汤证曰：咳唾涎沫不止。

栀子生姜豉汤证曰：呕。

旋覆花代赭石汤证曰：噫气不除。

厚朴七物汤证，不具。

厚朴半夏汤证，不具。

当归生姜羊肉汤证，不具。

以上七方，生姜各五两。

茯苓泽泻汤证曰：吐而渴。

生姜泻心汤证曰：干噫，食臭。

茯苓饮证曰：自吐出水。

以上三方，生姜各四两。

桂枝汤证曰：干呕。（凡桂枝汤出入诸方，皆仿之）

真武汤证曰：呕。

黄芩加半夏生姜汤证曰：呕。

桂枝枳实生姜汤证曰：诸逆。

茯苓甘草汤证，不具。

以上五方，生姜各三两。

干姜人参半夏丸证曰：呕吐不止。

上一方，生姜汁糊丸。

据此诸方，则生姜但治呕也。哕逆、噫气、干呕或干噫食臭皆呕吐轻证也，故如咳唾涎沫不止，似哕不哕亦生姜所兼治也，岂不呕之余证乎？

互 考

凡仲景之方，二百十余方，而其内用生姜之方，六十有余首；并用大枣之方，四十有七首；又，其内生姜五两，对大枣十二枚之方二首（十二枚乃四两之例，若去核则为三两），对十枚之方一首（十枚乃三两八铢之例），对十五枚之方一首（十五枚乃五两之例）；生姜六两，对大枣十二枚之方一首；生姜四两，对大枣十二枚之方一首；生姜一两，对大枣十枚之方一首；生姜半斤，对大枣三十枚之方一首（三十枚者，十两之例）。如此数方，无不专取生姜、大枣之功者。又，桂枝汤去加之方二十有六首，及越婢汤之方三首，葛根汤之方二首，小柴胡汤之方五首，文蛤汤，防己黄芪汤，以上十三方，凡三十有九首，皆以生姜三两，对大枣十二枚。虽他品加减之，亦至生姜、大枣无有变之者，何也？其证不变故乎？又别有妙用乎？由此观之，姜与枣者，虽为日用饵食之物，亦仲景方内二味必相对者多，则盖似有调和之意。故后世谬仿之，方后必有谓姜枣水煎者，虽似取仲景之法，亦未知其本功之所在也。殊不知生姜、大枣之于其证也，每方必有其所治之毒矣，宜以桂枝汤、小柴胡汤二方之证征之。若以日用饵食之物推之，则如粳米、赤小豆、大小麦、香豉、酒酢、饴蜜、白蔹、酒、薤、葱之类，其谓之何矣？枞以为，如此诸品，亦或有所建单用之功者，或有所助诸药之毒者。余故曰：不可以日用饵食之物推之，然夫如姜与枣，亦别有大勇力者矣，宜以考征中诸方察之。夫孔子每食不撤姜，曾晳常嗜羊枣，亦不可以药中姜、枣见之。今以此为治病之材，则又有大攻毒之功。凡药材以饵食见之，则至桂枝究矣。古者姜、桂、枣、栗，以为燕食庶羞之品，故《内则》曰：枣、栗、姜、桂。《吕览》有言：和之美者，阳朴之姜，招摇之桂。是乃古人所常食之物也，又何毒之有？虽然，良医囊而药之，则虽谷肉果菜，亦皆为治病良材，而无有所不驱除其病毒者。东洞翁有言曰：药之为毒，毒即能，能即毒。知言哉？夫生姜之治呕也，犹桂枝之治上冲，大枣之治拘挛矣。当此时，岂以日用饵食之物论之乎？是以至大枣、生姜相对之方，则又有所合治之功也。如其量法多少，则其功用亦有所不同者也。《集验方》（《外台秘要》所引）疗肺痿，有生姜五两、甘草二两、大枣十二枚之方。《古今录验》（同上）疗上气，有甘草三两、桂枝四两、生姜一斤之方。由是观之，桂枝与姜、枣，岂以日用饵食之物论之乎？况又于其单用独立之方乎？医者其详诸。

厚朴生姜半夏甘草人参汤证不具，但云：发汗后，腹胀满者主之。胀满，是厚朴之所主也。今其生姜为半斤，半夏为半升，岂无呕吐兼发之证矣乎？《方极》《类聚方》可并考。

桂枝枳实生姜汤证曰：心中痞，诸逆，心悬痛。东洞翁曰："痞"下疑脱"满"字。今因此说，则心中痞满者，是枳实之所主。而诸逆者，盖上逆、吐逆、呕逆之谓也。上逆者，桂枝之所治也；吐逆、呕逆者，生姜之所治也。

橘皮枳实生姜汤证，不具。杶按：此方盖橘皮之证多，故为一斤；枳实之证少，故为三两。今加生姜半斤者，岂无有呕证多矣乎哉？故此方呕证不具者，盖属阙文，宜以诸汤加生姜半斤之方推知之。

黄芪桂枝五物汤证，不具。此方本于桂枝加黄芪汤方内，加黄芪一两，足前成三两；生姜三两，足前成六两；而去甘草二两，但煮法、水率不同耳。故东洞翁曰：桂枝加黄芪汤证，而呕不急迫者主之，是所以生姜之为六两也。

厚朴七物汤证，不具。此方虽生姜、大枣相对，亦生姜多于大枣，则岂得无呕证不具乎？故东洞翁曰：此方于厚朴三物汤、桂枝去芍药汤二方内，更加生姜二两，足前成五两，盖二方证而呕者主之。

半夏厚朴汤证曰：妇人咽中如有炙脔。岂因有此一证，而得用此方乎？今依《千金方》，则作"治胸满、心下坚（按：《千金方》及《翼》"硬"字皆作"坚"，此"坚"字亦"硬"字也），咽中帖帖，如有炙肉脔，吐之不出，咽之不下"。是吐之不出，咽之不下，似有呕逆之状，故有生姜五两，半夏一升。此方岂惟妇人之治耶？虽男子，亦有此证，则宜施之。

当归生姜羊肉汤证，不具。此方未试之，故今略之。

茯苓甘草汤证，不具。枻按：此方之证，以有茯苓、生姜各三两观之，则有悸无呕者，盖属脱误也。故东洞翁曰：当有冲逆而呕证。余曰：心下悸、上冲而呕者，此方主之，屡试屡验。

生姜半夏汤证曰：病人胸中似喘不喘，似呕不呕，似哕不哕，彻心中愦愦然无奈。枻按：是疑非此方全证，何则？生姜、半夏之为功，本惟治呕吐，然今于此方，何其谓似呕不呕乎？若其然，则似无生姜、半夏之所治之证矣。由是观之，"似呕不呕"四字盖属衍文，而有呕吐之证不具可如矣。虽然，似喘不喘、似哕不哕者，似有呕吐兼发之证，故今煮半夏半升，以内生姜汁一升者，是欲大取生姜之功也。余故曰：半夏能治呕吐兼发者，生姜能治但呕者，又能治呕多吐少者。故方内有生姜、半夏并用者，则必谓呕吐，或谓卒呕吐，或谓呕吐不止；若有生姜而无半夏，则谓但呕，或谓干呕，或谓干呕哕，或谓哕逆，或谓食谷欲呕，或谓呕而胸满，或谓诸逆，是可以征焉。然则此方治呕吐兼发者，明矣，故法曰：呕止停后服。岂其谓似呕不呕，而后谓呕止停后服，可乎？

茯苓泽泻汤方，生姜四两，但云"胃反，吐而渴，欲饮水者"。今有吐而无呕者，盖属脱误。因屡试此方，若施无呕者，则未尝见奏其效者；若施之吐后，但呕而渴者，则其效之速也，如桴鼓相应然。由此观之，此方能治病人胃反、呕而渴欲饮水者。夫胃反者，吐食也。然则此"胃反，吐"之"吐"字，盖"呕"字之误，可知矣。不然，属重复。若作"呕"字，则其义始稳当，其证亦可谓具而已。按：呕吐者，是水毒之上逆者也，桂枝能下其上逆，生姜能止其呕，泽泻、术、茯苓能泻之小便，甘草能缓其呕之急迫者，益知此方之下脱呕证，明矣。《类聚方》可并考。

生姜泻心汤方有半夏半升，生姜四两，而无呕吐证者何？曰：干噫食臭，是乃呕之轻证也。然今有半夏、生姜，而无呕吐兼发证者何？曰：然此方于半夏泻心汤方内减干姜二两，加生姜四两，岂无呕吐兼发证乎？夫半夏泻心汤之为方，治呕而肠鸣、心下痞硬者，既于本方谓呕而肠鸣，故今于此方而不重举呕证者，欲使人思得之也。仲景之方，多此类也。然则此方略呕证，而脱吐证者欤？

茯苓饮证曰：自吐出水。方曰：生姜四两。然则此方，岂但吐出宿水乎？必有呕证，明矣。

辨　误

凡生姜之功，详于诸家本草。虽然，其说非疾医之义，盖服饵家腐谈而误世者，不为不少矣。曰：姜久服通神明。曰：姜要热，则去皮；要冷，则留皮。曰：姜制半夏、厚朴之毒。曰：生姜屑、生干姜、生姜分别用之。曰：姜能强御百邪。以上诸说，非疾医之义，奚俟余之言哉？呜呼！如食之通神明之说，则出于伪书《本草经》。朱子尝取此说以注《论语》。余虽未知其是否，何其说之迂也？陈藏器"去皮、留皮"之言，彼岂知生姜之功，在一根之中矣乎？又至加彼"生姜制半夏、厚朴之毒"之说，一何盲昧之至于此乎？若夫生姜制半夏之毒，则仲景何用生姜半夏汤、小半夏汤乎？若夫生姜制厚朴之毒，则仲景何用厚朴生姜半夏人参甘草汤、厚朴半夏汤乎？苟如李杲之言，半夏、厚朴实为钝物，又与不用同焉。夫仲景之用生姜与半夏、厚朴也，则取其毒之用耳，又何制之为？况"生姜能强御百邪"之言，则时珍误裁断王安石"姜能强我者也，于毒邪、臭腥、寒热，皆足以御之"之说，而惟云强御百邪，于义不通。安石之说，犹且牵强，而况于时珍之言乎？是大惑后人，不可从焉。孙思邈曰：姜为呕家圣药。陶弘景尝谓：不撤姜食，不多食。言可常食，但不可多尔，有病者是所宜矣。二子之言为得焉。

品　考

生姜　宿根，谓之老姜者，为良。霜后采之，水洗尘土，不必去皮，惟锉用。本邦医家用生姜也，徒托之病家妇女之手，而未尝问其生新否，乃云"生姜一斤，水煎"。若依医人之言，则生姜者是徒加之具耳，岂为治病之材乎哉？医者其宜择生新者，取其效已。

《药征续编》上卷终

《药征续编》附言十七则

——仲景之方之有征也，药亦有征。东洞先师尝有《药征》之举，大行于海内，始开天下古今之人之眼目，非如后世诸家本草之书之墨墨也。呜呼！天下古今，何其诸家本草之书之墨墨也，是实耳听之而目不视之者之言也。墨墨亦宜乎哉？故其书之伙多也，虽汗牛充栋，亦何征之有？是其所以为墨墨也。

——古者，本草之书之出也，阴阳服饵之言也。陶弘景羽之镞之，深入天下古今之医之肺腑，陶实为之嚆矢矣。夫晋唐以降之为医也，盖以二家之言，别立医之方法者也。故其为方法也，不之服饵家，则之阴阳家，又何医治之有，仲景之方法，于是乎亡，又何征之为？呜呼！药之有征也，两千年来，始有先师之举。呜呼！天下古今，别有其人乎？

——晋唐以降之方之存也，有若《肘后方》，有若《千金方》，有若《外台秘要》，其方垂数千，今欲取之而征之于其法，无一可征之于其法之方。何其无一可征之于其法之方耶？无药之可征之于其证之方也。无药之可征之于其证之方，则无方之可对之于其证之法也。方之不对于其证也，病何以治哉？苟施其方而谓之治者，非偶中，则病自愈之时，与毒自静之时也。医人其着眼于此，则疾医之道，明明察察。

——王叔和尝撰次仲景之书云：未知其是否。盖所谓撰也者，撰择仲景之方法，于己之臆度者也；所谓次也者，相次自家之方法，于仲景之书者也。是《伤寒杂病论》之所以掺入附会也，隋唐之医之所以不能辨别分析焉也。葛洪之作《肘后方》也，孙思邈之著《千金方》也，王焘之辑《外台秘要》也，皆不知取之于仲景氏，而取之于叔和氏。《伤寒杂病论》之不显也，职是之由。天下之为医者，知视仲景氏之方法于三子者之书，而未尝能知视仲景氏之真面目于《伤寒杂病论》，尚乎哉！至赵宋之时，藏一本于御府，天下之为医者，未尝能知有仲景氏之方法矣，故未尝能知仲景氏之为何等者。当此时天下之为医者，知仲景氏之言之一二有存焉，而未尝能知仲景氏之方法之全然有存焉，又未尝能知仲景氏之医之为古之疾医之遗矣。又当此时天下之为医者，别立医道于己之臆度，是汗牛充栋之书之所以起也。呜呼！当仲景氏之书之不显之时，而别立医道云者，则不得不取之于己之臆度矣。至开宝、治平之际，而仲景氏之书之再出也，摹印雕版，颁行天下，于是天下之为医者，虽知有仲景氏之方法，视仲景氏之书，亦犹己之臆度之医道矣。我今于林之校正，成之注解乎见之，于是仲景氏之方法之与赵宋氏之医道者混淆焉，泾渭不分，溜渑不辨，遂至今之医流矣。

——圣人既殁，大道乖矣。七十子已死，大道裂矣。当春秋战国之际，圣人之大道，与天下国家，共分崩离析矣，岂得不命与数矣乎？呜呼！圣人之大道犹且然，况于小道医之为术乎？世之无圣人也久矣，我无所取于正矣。呜呼！我不能取正于圣人之道，则我其不可不取征于圣人之言。苟不取征于圣人之言，则言皆不得不取之于己之臆度事亦然，于是乎圣人之道将坠于地矣。医之为道亦然，苟不取征于仲景氏之言，则言皆不得不取之于己之臆度事亦然。夫言也者，法也；事也者，方也。《素问》《九灵》之说，医也，理也。《本草》之说，治也，妄也。妄之与理，君子不依，故彼书之说医也，其谓之存炎黄氏之遗于十之一二则可也，谓之炎黄氏之道则惑也。故如彼书，又无有方法之可言，则后世之有方法也，苟不取之于妄之与惑，则不得不取之于己之臆度矣。仲景氏殁后，天下古今之为医者，滔滔皆是，所谓晋后之医者，伪统乎哉！故先师独取征于仲景氏之方法，以开两千年来眼目者也。呜呼！《药征》之为书，不亦伟乎？

——先师者，非文儒之徒也，故其著书也，不为修辞，不为文章，其意唯在于辨古人之妄，释今人之惑而已，故言皆系于事实。先师尝谓参互而考之、次之，以古今误其药功者，引古训而辨之，是以先师之为《药征》也。仲景之方，取征于仲景之法；仲景之法，取征于仲景之药；方、法之与药，无一所违戾者。余故曰言皆系于事实，何其修辞文章之为？世医之诋斥先师也，以文章修辞者抑末。今余之于此编亦然，余也性实，拙于文辞，取笑于大方，亦所不辞也。

——余之为医也，陋且拙也，岂足奉东洞先师之教，以修仲景氏之术乎？虽然，余也从事斯方三十有余年于兹矣。余之为医也，陋且拙，亦岂无所不熟十之一二乎哉？余也自尝修仲景氏之术，不加减于方，不出入于药，唯随其证而治之耳。呜呼！余之为医也，陋且拙，亦岂无所不愈十之一二乎哉？如余但奉先师之教，以建方之极，取药之征者也，故今所征于此之药者，是皆所征于日用之病者也。夫今之为医者不然，不自惮之甚，妄意加减于方，出入于药，宁知方法之有规则乎哉？是余之所畏也。

——东洞先师常用所征本编之药，凡五十有三品，余亦于此品而所以征之，得其征者也，无复异论矣。先师之言，至矣，尽矣，吾岂有所容喙哉？今此编所载十品，附录七十有八品。十品者，常用之物，而本编所不载也，是乃余之常用所征，而所得其功效者也，是所以私窃补先师之遗也。又未尝取之于己之臆度，而所以征之于日用之事实，试之于日用之证候者也。呜呼！如此数品，先师岂有所不征乎？盖未终之而殁者也。噫，可惜乎哉！余之补之，有所大惮于先师者，世之君子其谓之何哉？虽然，余也其不言之，孰又言之？余也死矣，此言已矣。呜呼！余之补之，唯不免狗尾貂续之诮是惧。

　　——续编十品，先师日用所施之物也，本编不载其功之与征者，何也？是前所谓盖未终之而殁者也。惟蜀漆之助牡蛎、龙骨而治动之剧也，蜜之缓诸病之急而助诸药之毒也，是余之所常试，而古今医人所未尝言及者也。余之执斯方，三十年之尚矣，岂无一二之所得矣乎？明者其试诸。

　　——䗪之为虫，我邦未产此物。二十年前，余再游于先师之门，先师出一头示余。余又得一二于直海元周之所，余遂赠之先师，先师喜而藏之，然则先师未尝得试䗪虫之功效矣。尔后余多得之，于是余先试之内人之病而有效焉，后又试之于他人之病而有效焉，此时先师既殁。噫！我邦试䗪虫之功者，余于先师之门，为之先登，故今著之。

　　——粉之为物，赵宋以来，未尝得其的实之品，故医者误治甘草粉蜜汤证者不为不少。余今订之诸书，而始得其真物，又始得治其证矣。

　　——白蔹酒之治胸痹之病也，唐宋以后，诸书所不载也。

余又订之，而得其造酿之法矣。胸痹之病，其自此有治乎哉。

——先师尝谓余曰：吾自唱古疾医之道，数十年于今矣，游我门之士，不下数百人，虽然有传方之人而无传道之人也，吾子其勉旃！余自辞先师二十年于兹矣。余尝知受业于东洞之塾者亦不下数十人，余又见其人，无一人不口先师之医者，然未尝闻有得先师本旨者。若有其人，亦或有专长于下剂者；或有纯执家塾方者；或有二三执仲景之方，七八取唐宋之方者；或有取己之臆，负东洞之教者；或有学无其力，业无其术，称古今并执者；其次者，或有一端，称奉东洞之教，终行后世之方者；或有谓东洞之教，遍于古而不知今者；或有谓东洞之术，便于痼疾，而不宜于平病者。如此抑末，不足以挂以齿牙矣。夫以我藩推之海内，皆是矣乎！以余之所见，推之余之所未见，亦然矣乎！是余之所长太息也。要之，是皆虽曰奉东洞之教，亦不能实读仲景之书者也，可胜叹哉！呜呼！仲景之方法者，执之，知之，则不能不为之。不能不为之者，知之者也。不能为之者，不知之者也。先师殁后，仲景氏之方法熄矣，是余之所以勤勉劳劬者也。

——仲景之书者，古之疾医之遗也，天下古今知之者鲜矣。其不知之故，人人有异说，或有以《素》《灵》解仲景之书者，或有以晋唐医学说仲景之书者，近世或有以名与数解仲景之书者，或有取己之臆辨仲景之书者，要之，是又不知仲景真面目者也。苟欲知仲景真面目，请在达于仲景方法，而后施之于今日日用事实而已矣。

——余尝为门徒讲《伤寒论》，听者百余人。余之讲《伤寒论》也，一一取征于仲景之规则，一一取征于仲景之方，一一取征于仲景之法，一一取征于六经史子，一一取征于两汉以上之书，一一取征于某书某篇某人某言，以示其事实。余于是谓门徒曰：仲景氏方法者，古之疾医之遗也。苟不经圣人制作之手，安能有此方法乎哉？故其道也正，其方也正，其法也正，其术也正，无所不正者。其不正者有之，此为后人掺入。今之为医者不然，不知执仲景氏之方法之正，不知学仲景氏之治术之正，此反正之徒也。今其取反正之方法治术，以奉此于君之与亲者，不忠之臣也，不孝之子也。噫！己不啻不忠不孝，而使人之臣子不忠不孝者，其谓之何哉？医者其思诸。

——先师之作《药征》也，改稿凡七，余尝得宝历之本是也。二十年前斋游于京师，因请正于先师，先师谓余曰：此本实属草稿，为门人所窃去者也，正本今在于纪州。虽然，是亦余之所草也，吾子宜见大体，岂在于文本章句之间乎哉？携而西归，后又得安永之本、修夫氏定正之本也。余又别有定本，以余之所闻于先师订之。天明五年乙巳之夏，京师有上木之役，余之定本不敢出之。

——续编及附录、定正、考索，十易裘葛，安永戊戌初夏始脱其稿。虽不能得先师订正，亦因剖劂氏之请，遂谋上梓之事，刻成其后也悔矣。

天明七年丁未初冬十二日邨井杶大年识

《药征续编》附言十七则终

药征续编　卷之下

肥后医人邨井枕著
绍兴裘庆元吉生校刊

桃　仁

主治瘀血，少腹满痛，故兼治肠痈及妇人经水不利。

考　征

桃仁承气汤证曰：少腹急结。

大黄牡丹皮汤证曰：少腹肿痞。

苇茎汤证，不具。

上三方，桃仁各五十枚。

下瘀血汤证曰：产妇腹痛。又曰：经水不利。

上一方，桃仁三十枚。

大䗪虫丸证曰：腹满。

上一方，桃仁一升。

抵当丸证曰：少腹满。

上一方，桃仁二十五枚。

抵当汤证曰：少腹当硬满。又曰：妇人经水不利下。

上一方，桃仁二十枚。

桂枝茯苓丸证，不具。

上一方，桃仁诸药等分。

据此诸方，则桃仁主治瘀血急结，少腹满痛，明矣。凡毒结于少腹，则小便不利或如淋，其如此者，后必有脓自下。或泻血者，或妇人经水不利者，是又脐下久瘀血之所致也。

互　考

桃仁承气汤证曰：热结膀胱，其人如狂，血自下，下者愈。此似无医治所预也，岂非自愈之证乎？虽然，热结膀胱，其人如狂者，虽其血自下，亦有少腹急结证也。若或有前证，而血不自下，少腹急结者，亦宜与此方攻之。犹产后血不自下，瘀热上冲，少腹急结者。夫急结者，必满痛，是桃仁五十枚所主也。故云：服汤已，其血必自下，大便微利则愈。然则桃仁治少腹急结满痛，明矣。后世医者，未见其血自下，而但见少腹急结，以为热结膀胱，岂不想像之治乎？余故曰"热

结膀胱"四字，后人妄添，可知焉。"下者愈"，《脉经》作
"下之则愈"为是。

大黄牡丹皮汤，后世以为治肠痈之方，虽然，此方岂唯治
肠痈矣乎？凡治诸疡脓未成者，苟脓已成者，非此方之所治
也。至少腹肿痞，按之即痛如淋，小便自调，其脉迟紧者，则
此方之所治也。如彼时时发热、自汗出、复恶寒证，此为肠痈
表证也，是非此方之所治也。若有少腹肿痞，按之即痛如淋，
小便自调，其脉迟紧证，则不问其肠痈也否，又不问其瘀血也
否，宜与此方。何以不问其肠痈也否，又不问其瘀血也否，而
与此方乎？曰：观少腹肿痞，按之即痛如淋，小便自调证，而
后宜与此方，况于其脉迟紧者乎？故方证相对，则血必自下。
若其脉洪数，则脓已成，非此方之所宜也。是所谓观其脉证
也。虽然，不随其脉迟紧，而今随其少腹肿痞，按之即痛如
淋，小便自调证，是所谓随证治之也。然则少腹肿痞者，是桃
仁所主，明矣。

苇茎汤证不具，但谓咳，有微热，烦满，胸中甲错，是为
肺痈，是外证也。以此四证名肺痈者，非疾医之义，今不取
焉。虽然，因胸中甲错证，则知瘀血内结矣。因咳，有微热、
烦满证，则知瘀血欲成脓矣，不可不以此方吐之。况又云
"再服，当吐如脓"，则知胸中瘀血遂化成脓矣。是所以有咳，
有微热，烦满证也。夫苇茎、薏苡仁、桃仁、瓜瓣，皆有化血

成脓之功也。今虽曰"当吐如脓"，亦吐者皆脓也，瘀血所化也。由此观之，则桃仁虽曰"治少腹瘀血"，亦变用则有治胸腹瘀血结痛之功，是所以方有桃仁五十枚也。

下瘀血汤方，治脐下毒痛，及妇人经水不利毒痛者，故后人此为腹中有干血着脐下。夫不问干血也否，苟有脐下毒痛证，则宜与此方。虽然，服之，新血下如豚肝，或经水利者，腹中、脐下所着干血共下，明矣，唯"新"字可疑。由此观之，则下瘀血汤之名，盖后人所命焉。余以为此方本是丸方，疑古有"小䗪虫丸"之名，方名不传，故后人名曰下瘀血之汤。但以蜜和为丸，以酒煎之，似非汤法。下条有大䗪虫丸，可并考。又按：法曰：产妇腹痛，法当以枳实芍药散，假令不愈者，此为腹中有干血着脐下。夫腹痛、烦满不得卧，岂唯产后有之乎？产后最多此证也，治以枳实芍药散者，是法也。以法治之而不愈者，诊之腹中有毒，而痛着于脐下，此为腹中有干血着脐下矣。故今转其方，而用下瘀血汤下之。曰：未见其血自下，而用此方者，何也？曰：今用芍药治腹痛，用枳实治烦满不得卧，而不愈者，盖产时已见瘀血续自下。今瘀血不续自下，是必干血着脐下，使瘀血不自下，是以腹痛，烦满不得卧也，不可不以此方下之。故服汤后，新血又下如豚肝，谓之方证相对也。若不见血自下，而但用此方，治脐下毒痛者，不想象臆度之治而何也？若有瘀血，则当有脐下甲错及结痛证。

以此二法，候内有瘀血，故今用桃仁三十枚。此为治瘀血毒痛，所以用䗪虫破之，用大黄下之也。《类聚方》"产后"二字加曲裁者，盖此方不但治妇人产后腹痛矣。虽男子，亦有瘀血自下，脐下毒痛证，则宜服此方；服汤已，瘀血又自下者愈。《方极》但云"脐下毒痛"，是不问瘀血也否，与此方之谓也。由是观之，谓之干血着脐下，亦属想象臆度，不可从焉。大䗪虫丸证者，后世所谓劳瘵也，故《金匮要略》有五劳、七伤、虚极及缓中补虚之说，岂仲景之言哉？是盖后人妄添，或注文误入，不俟余辨。但至羸瘦、腹满、不能饮食、内有干血、肌肤甲错、两目黯黑证，则此方所宜也。枬按：此方盖古来相传之方，而仲景取以治伤寒差后有此证者。此人本有久瘀血，今患伤寒，故差后又见此证，故用四虫及桃仁、干漆、地黄、大黄以破血行瘀，况有桃仁一升乎？夫干血者，久瘀血也。苟有久瘀血，则必有肌肤甲错、腹满证也，可以见矣。

桂枝茯苓丸证，不悉具。虽然，此方本五味等分，则一药各治一证，故宜以一药之功，而分治一证矣。按：此方盖治瘀血上冲、腹中毒痛、心下悸及妇人胎动血自下，或经水有变者，故法曰：漏下不止，胎动在脐上是也。由此观之，则桃仁非主少腹有毒，瘀血自下与不下乎？余故曰：桃仁之功，大抵与牡丹皮相似矣，盖以治腹中及脐下毒痛故也。《金匮要略》此方之条，古今诸家注解不得其义。余尝作此解，今不赘于此。

东洞翁尝立诊察瘀血三法，其说尽矣。仲景又别有诊察瘀血外证之法，曰其身甲错，曰胸中甲错（胸中，盖心胸上也），曰肌肤甲错。此三法，宜以甲错而诊察瘀血也。二方皆有桃仁，故今附于此。

辨　误

李杲云：桃仁治热入血室。杲之言过矣！夫仲景治热入血室证，无有用桃仁之方。本论太阳下篇，治热入血室者有二法：一刺期门，一用小柴胡汤。一不载其方矣，未尝见用桃仁者，治血岂惟用桃仁乎？

品　考

桃仁　惟一品，无萃渡者。奸商或杂梅仁，不可不择。我门去皮，不去尖。

巴　豆

主治心腹、胸膈之毒，故兼治心腹卒痛、胀满、吐脓。

考　征

桔梗白散证曰：咳而胸满及吐脓。

备急圆证曰：心腹胀满、卒痛。

九痛丸证曰：心痛及腹胀痛。

以上三方，巴豆各一两。

走马汤证曰：心痛、腹胀。

上一方，巴豆二枚。

据此诸方，则巴豆或一两，或二枚，然本与诸药等分，但白散之方，巴豆一两，以配桔梗、贝母各三两。《金匮要略》九痛丸方，附子本作"三两"，余皆等分。《千金方》但作"一两"，盖作"一两"，则附子亦与诸药等分，今从此。凡仲景之用巴豆也，虽备于急卒之病，皆是驱逐膈间之毒物，荡涤肠胃之闭塞，故诸方皆为等分。夫巴豆，同桔梗用，则使毒成脓；同贝母用，则能去咽喉之毒；同杏仁用，则能驱心胸之毒；同大黄、干姜用，则能吐下心腹结毒、急痛；同附子、吴茱萸用，则能治心中寒冷毒痛。仲景之方用巴豆者，唯此四方，大抵足尽巴豆之功效矣。

互　考

走马汤、备急圆、九痛丸三方，皆不载诸本论，而载诸

《金匮要略》，盖脱误矣。走马汤证曰：中恶。又曰：通治飞尸、鬼击病。《千金方》走马汤证曰：治肺脏飞尸、鬼注，因名曰飞尸走马汤。九痛丸证曰：兼治卒中恶。备急圆证曰：若中恶、客忤、停尸、卒死者。按：以上三方证，曰飞尸，曰鬼注，曰鬼击，曰中恶，曰客忤，曰停尸，皆是晋唐医人之所附会，而决非仲景之意，又非疾医家之言。古者巫医并称，故后世遂以巫者之言混于医事，实晋唐医人之所为也。故彼所前言诸证，似证非证，孰恶孰鬼，将何以分别之乎？不可从焉！假令巫有前数事，亦于医事何与之有？故随其证而后治之，则何必论是恶是鬼乎哉？若夫天地之间，有恶者，有鬼者，有尸者，有注者，有停者，有忤者，亦人无一毒畜积于身躯间者，则是恶是鬼，亦岂有注之、击之、中之、忤之者矣乎？此人尝有一毒，畜积于身躯间者，故是恶是鬼，亦能注之、击之、中之、忤之也。医者宜治其一毒而已，晋唐医人之说，不可从矣，况于宋明之医说乎？

辨　误

桔梗白散法曰：强人饮服半钱匕，羸者减之。又曰：若下多不止，饮冷水一杯，则定。走马汤法曰：老少量之。九痛丸法曰：强人初服三丸，日三服，弱者二丸。但备急圆最备其急卒之病，而其服法无量老少、强弱者，何也？曰：此方者，最备其急卒之病，则服法不必量老少，强弱也。夫病苟至急卒，则岂遑于量老少、强弱乎？宜随其毒浅深、轻重治之耳。如彼走马汤、白散证，却急于备急圆证矣！然今云量其老少、强弱者，恐非仲景之意。盖仲景之治病也，唯随其证而治之。故其证重，则方亦多服之；其证轻，则方亦少服之。故虽强人，其证轻，则方亦随少服之；虽羸者，而其证重，则方亦随多服之，是仲景随证治之之法也。何必羸者、弱者减之，强人、壮人多服之乎？所谓量老少、强弱者，是唯为粗工垂其戒者欤？医之守之，慎之至也。至彼饮冷水止，其下多者，最是后人之恐巴豆者之言，其妄添亦可知己。凡恐药者，不知恐病者也。不知恐病者，则病不可得而治焉，是医者之所常病也。今也不然，有医而恐药者，是不知治病之方法，与察病之规则者也，无如之何而已。夫病人之恐医也，恐其医之药也，是医施己恐之药也。是无他，夫医不知其察病之规则，与治病之方法，而欲施已恐之药也。可胜叹哉！呜呼！医犹且恐之，病人岂不恐之乎？此天下古今之通病，而所以恐巴豆及诸药者，为之故也。夫苟有其证而服其药，又何恐之有？苟无其证而施其药，则百药皆可恐焉，又何独巴豆之恐乎？

品　考

巴豆　带壳者良，是惟一品，无有伪品。宋王硕曰：巴豆不压油而用之。巴豆之功，多在于油也。王硕者，能知巴豆之功者也。

蜜

主治结毒急痛，兼助诸药之毒。

考　征

大乌头煎证曰：寒疝，绕脐痛。

乌头汤证曰：历节不可屈伸，疼痛。又曰：脚气疼痛，不可屈伸。又曰：寒疝，腹中绞痛。

乌头桂枝汤证曰：寒疝，腹中痛。

以上三方，蜜各二升。

大陷胸丸证曰：结胸，项亦强。

上一方，白蜜二合。

大半夏汤证曰：呕吐，心下痞硬。

上一方，白蜜一升。

甘草粉蜜汤证曰：心痛。

上一方，蜜四两。

下瘀血汤证曰：产妇腹痛。

上一方，蜜和为丸，酒煎，又与诸药等分之例。

甘遂半夏汤证，不具。

上一方，蜜半升。

据此诸方，则蜜能治诸结毒急迫、疼痛，明矣。最能治腹中痛者，故同乌头用，则治寒疝腹痛；同甘草用，则治心痛急迫；同大黄用，则治胸腹结痛；同甘遂用，则治水毒结痛；同半夏用，则治心胸硬满。由此观之，则蜜能治其急痛，而又能助诸药之毒也。故理中丸、八味丸、栝蒌瞿麦丸、半夏麻黄丸、赤丸、桂枝茯苓丸、麻子仁丸、矾石丸、皂荚丸、当归贝母苦参丸、乌头赤石脂丸，以上十一方，皆蜜和为丸，是弗助诸药之毒耶？故如乌头、附子、巴豆、半夏、皂荚、大黄，皆以蜜和丸，则倍其功一层矣，是其征也。若或以糊为丸，则必减其功之半。常试有验，无不然者。余故曰：蜜能助诸药之毒矣。或云：炼过则缓诸病之急，不炼则助诸药之毒。岂其然乎哉？

互 考

大乌头煎、乌头汤、乌头桂枝汤条有寒疝及脚气之名，是盖晋唐以后之人之所加焉，疑非仲景之旧矣。宜随其证而施此方耳。

大陷胸丸证，似不具。然今按其方，此方之于治也，毒结于心胸之间，项亦强痛，如柔痉状者主之。本论但云：项亦强。"强"字之下，疑脱"痛"字。故大陷胸汤证曰：从心下至少腹硬满而痛不可近者主之。又曰：心下满而硬痛者主之。汤法已然，丸方亦岂无强痛之证乎？然则此方亦当从心下至少腹硬满而痛，项背亦强痛者主之。比诸汤方，其证但缓也耳。况有大黄，有葶苈，有甘遂，有杏仁、芒硝，岂无项背、心胸至少腹不强痛乎？是蜜之所以解其结毒疼痛也。

大半夏汤证曰：治呕，心下痞硬者。虽无急痛、结痛之证，然其人呕，而心下痞硬，则岂无心胸不痛之证乎？故和蜜一升于一斗二升之水而煮之，但取蜜与药汁二升半，则是欲多得蜜之力，也明矣。然则不可谓无所急痛矣。

甘草粉蜜汤证曰：毒药不止。《千金翼方》"毒药"作"药毒"，为是，此方本主缓结毒急痛，故兼治一切药毒不止，烦闷者。后世见之，以为蜜能解百药毒。蜜若解百药毒，则仲景之方，何其用蜜之多乎？夫蜜之于诸药也，能助其毒；又于其病毒也，能缓其急，犹粳米与小麦乎？甘草及粉，亦其功大抵相似。故如此方，则为缓其急用之。凡蜜之为物，同诸药用之，则能助其毒。今同甘草及粉用之，则又能缓其急痛也。烦闷，岂非药毒之急乎？又所以兼治蛔虫心痛也。枛又按：所谓药毒者，非攻病毒毒药之药毒，而必是害人毒药之药毒矣，故曰"药毒不止，烦闷者"。所谓烦闷者，非攻病毒毒药之烦闷，而害人药毒之烦闷也。苟止攻病毒毒药之烦闷者，非疾医之义矣。烦闷，是毒药之瞑眩也，岂其止之可乎？余故曰：此

药毒者，非攻病毒毒药之药毒矣。由此观之，则蜜之功可以知矣。（害人毒药者，盖非医人误治之毒药）

甘遂半夏汤证曰：病者脉伏，其人欲自利，利反快，虽利，心下续坚满。按：此证非此方正证，此方盖芍药甘草汤证，而心下硬满、呕者主之。夫芍药甘草汤之为方，非治疼痛、拘挛、急迫者乎？然则此方，亦岂得无治心下硬满、疼痛、急迫证矣乎？是所以合其蜜半升也。"坚满"之"坚"，当作"硬"。

辨　误

《本草》曰：蜜和百药。李时珍曰：调和百药，而与甘草同功。此二说，俱以味之甘，故云有调和之功。盖甘草者，诸方多用之，蜜则不然。由是观之，蜜调和百药之说，最可笑矣。虽然，若谓之治结毒疼痛、急迫，则谓之与甘草同功，亦可也。然则蜜有能缓病之急之功也，大抵与甘草相似矣。彼不知之，而谓之调和者，所谓隔靴搔痒之类乎哉！或曰：大乌头煎、乌头汤、乌头桂枝汤，功何在于蜜乎？蜜有调和乌头之意。余曰：此不知治疗之法者言也。尝造此三方，去蜜用之，未尝见奏其功如法者，况有服之如醉状者乎？故此三方，蜜之立功最居多矣。

蜜煎导之方。李时珍曰：张仲景治阳明结燥，大便不通，诚千古神方也。本论云：阳明病，自汗出，若发汗，小便自利者，此为津液内竭也，虽硬，不可攻之，当须自欲大便，宜蜜煎导而通之。枞按："此为"以下七字，盖王叔和所掺入也。本论多有此句法，岂仲景之意乎？夫津液内竭与不竭，非治之所急也，宜随其证治之，故此证本有不可施大黄、芒硝者矣。今作此方，以解大便初头硬者，则当须大便易，而燥结之屎与蜜煎导俱烊解必下，岂谓之润燥可乎？宜谓之解燥结之屎矣！此非蜜之缓病之急之一切乎？时珍不知，而谓之润脏腑、通三焦、调脾胃者，最非也。凡仲景之为方，随证治之，则无一不神方者，岂唯此方特千古神方乎哉？又按：此章当作"小便自利者，大便必硬，不可攻之"，于是文本稳，法证备，始得其义。

品　考

蜜　本邦关东、北国不产，但南海、镇西诸州多产之。我门不择崖石、土木诸蜜，皆生用之，不用炼法，唯宜漉过。王充曰：蜜为蜂液，食多则令人毒，不可不知，炼过则无毒矣。是王之说，为饵食言之。若为药材，则平人食之有毒，毒乃蜜之能也。炼过无毒，则同于不用。无毒，岂得治病毒乎？

䗪虫

主治干血，故兼治少腹满痛及妇人经水不利。

考　征

下瘀血汤证曰：产妇腹痛。又曰：经水不利。

上一方，䗪虫二十枚。

土瓜根散证曰：带下，经水不利，少腹满痛，经一月再见者。又曰：阴癩肿。

上一方，䗪虫三两。

大䗪虫丸证曰：羸瘦，腹满不能饮食，内有干血，肌肤甲错，两目黯黑。

上一方，䗪虫一升。

据此三方，则䗪虫能下干血、利经水，明矣。脐下若有干血，必痛，故兼治少腹满痛也。夫经水不利或一月再见者，亦以脐下有干血也。干血者，久瘀血也，是少腹结毒也，可按候之。此三方之外，仲景无用䗪虫者。大鳖甲煎丸方内虽有䗪虫，其方驳杂，无所征焉，今不取。

互　考

下瘀血汤证曰：产妇腹痛。土瓜根散证曰：带下，经水不

利，少腹满痛。又曰：经一月再见者。以上二方，皆以䗪虫为
主药，似为妇人血毒设之。虽然，或云治癥，或云内有干血、
肌肤甲错，何必妇人血毒之治乎？由此观之，则䗪虫及此三
方，不啻治妇人血毒矣，虽男子亦可用之，但脐下有血毒者，
妇人最多。故仲景尝立此方法，以治妇人之病，是其遗法耳。
凡一身之内，有血毒所着者，必见肌肤甲错证。若着脐下，则
有两目黯黑、赢瘦、腹满、不能饮食证。后世不知此证，名曰
五劳。为尔申约，其审听之。

曰七伤，曰虚劳，曰劳瘵，皆属空谈理义，我门所不取
也。是以如下瘀血汤，亦治男子少腹满痛，小便不利，淋沥或
血自下者，此人当必有肌肤甲错等证。又按：此方服法曰
"顿服之"。新血下如豚肝，然亦谓腹中有干血着脐下，则似
言相矛盾。此方本为干血而设之，今服此方而其血下，谓之新
血可乎？凡用䗪虫三方，皆为治干血之方。盖干血，乃久瘀血
也。若治新血不下证，则别有桃仁承气汤、大黄牡丹皮汤、大
黄甘遂汤。若治畜血，则有抵当汤及丸。故治干血，则有此方
及土瓜根散、大䗪虫丸。是皆以䗪虫为主药，此为䗪虫能破久
瘀血之用也。由是观之，则新血下如豚肝者，是盖畜结之血，
新下如豚肝色之谓乎？

土瓜根散证曰：经水不利，少腹痛，经一月再见者。下瘀
血汤证曰：干血着脐下，经水不利者。然则经水不利者，是干

血所为，明矣。又曰：主阴癫肿。按：丈夫阴器连少腹，急痛谓之癫也，此证亦瘀血所为也。此虽其证不具，然据少腹急痛证，则自有此方证具矣。

大䗪虫丸证曰：羸瘦，腹满，不能饮食，内有干血，肌肤甲错，两目黯黑。此证者，乃后世所谓劳瘵、五劳七伤是也。皆是世医常谈，其说属臆度也。但羸瘦，腹满，至两目黯黑，其证不可废也。其证不可废，则此方亦不可废也，是必仲景遗方，而有所可征者。至五劳虚极，及七伤，及缓中补虚数证，则后人妄添，不俟余言矣。李时珍《本草》，䗪虫附方有之：大黄䗪虫丸，治产妇腹痛，有干血者，用䗪虫二十枚，去足，桃仁二十枚，大黄二两，为末，炼蜜杵和，分为四丸，每以一丸，酒一升，煮取二合，温服，当下血也，张仲景方云云。按：是下瘀血汤之方，而非大黄䗪虫丸之方也。时珍何以称此方而谓大黄䗪虫丸乎？其文亦大同小异。盖时珍所见《金匮要略》有别所传之本乎？又《本草》传写之谬误乎？若夫《本草》之谬，则"大黄䗪虫丸"下必脱《金匮要略》"五劳"以下法语，而《本草》"治产妇腹痛"条上脱"下瘀血汤"四字矣乎？《大观本草》所引苏颂《图经》"蛴螬"条曰：张仲景治杂病方，大䗪虫丸中用蛴螬，以其主胁下坚满也。由此观之，则十二味方者，名大䗪虫丸，而"大"字之下无"黄"字，此非大黄䗪虫丸也。又"䗪虫"条曰：张仲景治杂病方，主久癥积结，有大黄䗪虫丸，乃今下瘀血汤也。然则本是二方，而《金匮要略》十二味方者，盖古名大䗪虫丸，犹大柴胡汤、大承气汤、大青龙汤、大半夏汤、大建中汤、大陷胸汤之"大"也，当须别有小䗪虫丸之方矣。疑今下瘀血汤，盖名大黄䗪虫丸，故以大黄、䗪虫为主药也。且今名下瘀血汤者，疑非方之名，而当须以下此瘀血之汤主之之意矣乎？后之录方者，误脱"大黄䗪虫丸"五字，而称之曰"下瘀血汤"乎？又，后之辑《金匮要略》者，遂谓之下瘀血汤，而名此方者矣，犹抵当乌头桂枝汤、救逆汤、新加汤类乎？况此方是丸方，犹抵当丸以水煮之，然则此方亦不可名汤也。由此观之，下瘀血汤，宜称大黄䗪虫丸；而十二味大黄䗪虫丸，宜称大䗪虫丸矣。东洞翁尝谓：大黄䗪虫丸（乃十二味之方）说非疾医之言。枃谨按：翁盖指五劳虚极，及七伤缓中补虚之语乎！夫"羸瘦，腹满，不能饮食，内有干血，肌肤甲错，两目黯黑"数语，可谓此方之证具矣！若按其腹状，而内外诸证诊察相应，则此方当须奏其功耳。明者其谓之何矣！

鳖甲煎丸方，《千金方》《外台秘要》皆作"大鳖甲煎丸"。苏颂《图经》作"大鳖甲丸，张仲景方方云，方内有䗪虫，然非仲景之意。疑仲景之时，别有鳖甲煎者，后世失其方"。盖苏颂所见别方矣。东洞翁曰：此方，唐朝以降之方，而非古方，故不取焉。枃谨按：《千金方》《外台秘要》已载之，则决非唐朝以降之方矣，恐翁未深考之。唯䗪虫之功，于此方无所征矣，故不赘于此。

品　考

䗪虫　状似鼠妇，而大者寸余，形扁如鳖，有甲似鳞，横纹八道，露目，六足皆伏于甲下，少有臭气，似蜚蠊。本邦未产，此物但华舶来一品。余尝多畜而使用之，屡得其效。

虻　虫

主治瘀血，少腹硬满，兼治发狂、瘀热、喜忘及妇人经水不利。

考　征

抵当汤证曰：少腹硬满。又曰：有久瘀血。又曰：有瘀血。

上虻虫三十枚。

抵当丸证曰：少腹满，应小便不利，今反利者，为有血者。

上虻虫二十枚。

据此二方，则虻虫治瘀血，明矣。是与水蛭互相为其用，故二品等分。唯汤方用三十枚，丸方用廿枚。夫汤之证，急也；丸之证，缓也，故分两亦有多少也耳。

互　考

《淮南子》曰：虻破积血。刘完素曰：虻食血而治血，因其性而为用也。按：用虻虫之方，曰破积血，曰下血，曰畜血，曰有久瘀血，曰有瘀血，曰妇人经水不利下，曰为有血，曰当下血，曰瘀热在里，曰如狂，曰喜忘，是皆为血证谛也，然不谓一身瘀血也。但少腹有瘀血者，此物能下之。故少腹硬满，或曰少腹满，不问有瘀血否，是所以为其证也。

品　考

虻虫　夏月多飞食人及牛马之血，小者如蜜蜂，大者如小蜩，形似蝇，大目露出，腹凹偏，微黄绿色，或云水蛭所化，间见之山中、原野群集，然则大者山蛭所化，而小者水蛭所化矣，俱用之。段成式曰：南方溪涧多水蛆，长寸余，色黑，夏末变为虻。枬按：水蛆，盖水蛭之误，"蛆""蛭"字相似。

阿　胶

主治诸血证，故兼治心烦、不得眠者。

考 征

芎劳当归胶艾汤证曰：妊娠下血。

白头翁加甘草阿胶汤证，不具。

大黄甘遂汤证曰：水与血俱结在血室。

上三方，阿胶各二两。

黄连阿胶汤证曰：心中烦，不得卧。

黄土汤证曰：下血、吐血、衄血。

上二方，阿胶各三两。

猪苓汤证曰：心烦，不得眠。

上一方，阿胶一两。

据此诸方，则阿胶主治诸血证，心烦、不得眠者，明矣。然心烦有数证，不得眠亦有数证，若无血证，则属他证也。故法无血证者，皆为脱误矣。

互 考

芎劳当归胶艾汤证曰：妇人有漏下者，有半产后，因续下血都不绝者，有妊娠下血者，假令妊娠，腹中痛为胞阻。按：此条，古来未得其解。余尝如此段落，分裁为四章，其义始明，其证亦可得治之。解曰：妇人有漏下、腹中痛、心烦、不得眠者，此方主之。上第一章：妇人有半产后，下瘀血都不绝，腹中痛，心烦或不得眠者，此方主之。上第二章：妇人有妊娠下血、腹中痛、心烦不得眠，或顿仆失跌，或胎动不安者，此方主之。上第三章：妇人有妊娠、腹中痛、漏胞、经水时时来、心烦、不得眠，或因房室所劳伤胎者，此方主之。上第四章：以上诸证，皆妇人妊娠，或半产，或产后下血，而心烦、腹痛者，此方所宜治也。诸证当须有不得眠之候，然无血证，则非此方所宜也。

白头翁加甘草阿胶汤证，不具，但云"产后下利"，此方岂惟产后下利治之乎？凡本方证而下血、心烦、急迫、不得眠者，此方主之。由此观之，岂惟妇人乎？虽男子，亦有热利下重、大便血、心烦、急迫、不得眠者，则宜用此方。夫下重者，下利重多也，非后世所谓痢病"肛门下坠、利急后重"之谓也。盖利急后重者，下利急迫重多也。古者，便为之后，故后重者，下重也；下重者，下利重多也，是此方所治也。

黄连阿胶汤证曰：心中烦，不得卧。盖此方治下利、腹痛、大便血、心中烦悸、不得眠者。夫黄芩之于下利，黄连之于心中烦悸，芍药之于腹中痛，主以治之。惟阿胶之于心烦、不得眠，亦不见血，则无所奏其效。然则此方治下利、腹痛、心中烦悸、不得眠而见血者，明矣。若不见血而施此方，岂其谓之得其治法乎？

大黄甘遂汤证曰：妇人少腹满如敦状，小便微难而不渴者，是乃此方所主也。《脉经》"敦状"作"敦敦状"。"敦"音"堆"，敦敦者，不移不动之谓也。若作"敦状"，则"敦"音"对"，器名。枆按：其此证谓之有血亦非也，谓之无血亦非也，然谓之小便微难，则谓之非血，亦非也。是所谓因法立略，因略取法，法略相熟，则虽未见其血，亦有此证，则施此方；施此方，则血自下；血自下，而后其证自差。故仲景曰：其血当下。其此可谓之略而已。夫略也者，不熟其法，则不可得此者也。生后者，此为水与血俱结在血室也。此章盖后人所妄添也。生后，产后也。产后若有前证者，此为水与血俱结在血室。水、血本无二，血是指瘀血，血室谓其分位，义属想像臆度，今不取焉。夫水、血若有二，则仲景何其不谓"水与血当下"乎？今谓其"血当下"者，是水、血无二之谓也。医者其思诸。

猪苓汤证曰：脉浮，发热，渴欲饮水，小便不利者主之。又曰：少阴病，下利六七日，咳而呕渴，心烦，不得眠者主之。夫少阴病者，脉微细，但欲寐也。又曰：欲吐不吐，心烦，但欲寐，五六日，自利而渴者。是虽今见此少阴本证，若其人有血证，则心烦、不能眠也。故见其下血，而后施此方，则未尝有不差者。若不见其血下，则虽屡施此方，亦未尝见奏其功者。数试数验，不可不知矣。

辨　误

阿胶，后世有补血之说。然今读诸家本草，其所主治，皆是在于治瘀血也。凡久年咳嗽、赤白痢下、下血、吐血、咯血、衄血、呕血、老人大便秘结，或小便淋沥及见血、妇人经水诸变、妊娠之病，无不属瘀血者。古方既然，后世诸方皆然宜矣。今医见之，谓之补血药。虽然，以余观之，谓之化血而可也。何以言之？则阿胶配之猪苓、泽泻、滑石，则泻瘀血于小便；配之大黄、甘遂，则下瘀血于大便；配之黄芩、黄连，则除瘀血，心中烦者；配之甘草、黄柏、秦皮、白头翁，则治瘀血，热利下重者；配之当归、芎劳、地黄、芍药、艾叶，则止瘀血，腹中疼痛者；配之术、附子、黄土，则治瘀血，恶寒，小便不利者。由此观之，则岂谓之补血可乎？后世皆见其枝叶，而不知其根本，医之所以误治者不亦宜乎？

品　考

阿胶　以阿县所制者为名。今华舶来之物数品入药，当以黄透如琥珀色为上品，或光黑如瑿漆，不作皮臭者为良。若真物难得，则此邦皮胶黄透，夏月不湿软者，可权用。

《药征续编》下卷终

《药征续编》附录

粳　米

白虎汤、白虎加桂枝汤、白虎加人参汤。

此三方，粳米各六合。

附子粳米汤、竹叶石膏汤。

此二方，粳米各半升。

桃花汤。

此一方，粳米一升。

麦门冬汤。

此一方，粳米三合。

品　考

粳者，稻之不黏者，又名粳。罗愿曰：稻。一名秫，然有黏、不黏者，今人以黏为糯，不黏为粳。

辨　误

明·李春懋曰：凡仲景方法，用米者，皆稻米。王叔和改"稻米"作"粳米"，后世方家仿之，不知其是非。余曰：其是是非非，春懋所能知也。夫人未尝知所以仲景方法与病证相对，而何得分辨糯、粳二米之功乎哉？夫稻也者，粳、糯通称也。稌亦然。颜师古《刊误正俗》（《本草纲目》掌禹锡所引证）：《本草》稻米即今糯米也，或通呼粳、糯为稻。《礼记》：曰稻，曰嘉蔬。孔子曰：食夫稻。《周官》有稻人。郑玄曰：以水泽之地，种谷也。杕按：谷者，粳、糯并称焉。汉有稻田使者，是通指粳、糯而言。所以后人混称，不知稻即糯也。颜说非也，禹锡亦不知其非也。既谓通呼粳、糯为稻，并通指粳、糯而言，而又云后人混称，不知稻是即糯也。今依此二说，而谓汉以上无粳米，皆是臆度不足取焉，李春懋亦未知此谬矣。王叔和改"稻米"作"粳米"，此说未知出于何书，但《外台秘要·第五》"温疟病方"内，引《千金》论白虎加桂枝汤服度、煮法后曰：《伤寒论》云：用秕粳米，不熟稻米是也。今校之《千金》二方，无所见焉。古本有此说，亦不可知矣。我们常依仲景之方，而试粳米之功，奏其方之效，则今粳米即古粳米，不俟余辨矣。医者苟用之，不别粳、糯亦可也，殊不知粳、糯即是一稻米矣。又按：《肘后方》治卒腹痛，粳米煮饮之，是即附子粳米汤方内用粳米之意，葛洪盖取之乎。

考　征

《尔雅翼》引氾胜之云：三月种粳、稻，四月种秫稻。稻，若诗书之文，自依所用而解之。如《论语》"食夫稻"，则稻是粳；《月令》"秫稻必齐"，则稻是糯；《周礼》"牛宜稌"，则稌是粳；《诗》"丰年多黍多稌，为酒为醴"，则稌是糯。又"稻人职，掌稼下地，至泽草所生，则种之芒种"，是明稻有芒、有不芒者。今之粳则有芒，至糯则无，是得通称稌、稻之明验也。然《说文》所谓"沛国谓稻曰糯"，至郭氏《解雅》"稌稻"乃云：今沛国称稌。不知《说文》亦岂谓此讹为糯邪？将与郭自异义也？枕按：许慎，东汉人；郭璞，西晋人，许岂有将与郭自异义之理乎？盖许慎之说，方言也；郭璞之说，稌亦稻之属也。近来古方家，或惑本草者流之说，而遍用今之糯米者，非也。

小　麦

甘草小麦大枣汤。

上一方，小麦一升。

大　麦

硝石矾石散。

上一方，用大麦粥汁服之。

枳实芍药散。

上一方，用麦粥汁服之。

已上皆用今大麦。

粉

甘草粉蜜汤。

上一方，粉一两。

品　考

粉，粱米粉也。《千金方·解百药毒》篇曰：解鸩毒及一切毒药不止，烦满方。乃此甘草粉蜜汤也。粉，作粱米粉。毒药，盖"药毒"颠倒也。《金匮要略》依此。又《千金翼方》作：药毒不止，解烦。《外台秘要》"解诸药草中毒方"内，引《千金翼方》：疗药毒不止，解烦闷。今本《千金翼方》，脱"闷"字，又粱米粉，作白粱粉。白粱，乃粱米白者也。又有黄粱，故今作白粱者，所以别于黄粱也。二书又俱"毒药"作"药毒"。由是观之，粉是粱米粉，而毒药是药毒，明

矣。《正字通》曰：凡物砚之如屑者，皆名粉。粉为通称，非
独米也，故粉有豆屑米粉，又有轻粉、胡粉、铅粉、白粉之
名。则如此药方，亦不可单称粉矣，然则二书作粱米粉者为
正。况复《金匮要略》，成于赵宋，固多脱误，盖脱"粱米"
二字，明矣。《千金翼方》《外台秘要》成于李唐，但有讹谬
耳。今宜从三书，作粱米粉，试之，得有应验矣。

辨　误

　　凡粉，米粉也。《释名》曰：粉，分也，研米使分散也。
夫米者，谓诸米。《说文》：米，粟实也。《尔雅翼》曰：古不
以粟为谷之名，但米之有浮谷者皆称粟，然则米是粟实之称
也。《说文》：粉，傅面者也。《韵会》云：古傅面，亦用米
粉，又染之为红粉。杶按：米者，九谷六米之米也。《周礼·
地官》：舍人掌粟米之出入，注九谷六米者。九谷之中，黍、
稷、稻、粱菰、大豆六者皆有米，麻与小豆、小麦三者无米，
故云"九谷六米"。然则粉是六米粉，明矣，不必俟余辨。故
宜呼稻米粉、黍米粉、稷米粉、粱米粉矣，无单称粉之义也。
《尚书·益稷》粉米之粉，别有其义可考。或曰，甘草粉蜜汤
之粉，胡粉也。李彬之说：胡粉有毒，能杀虫。本草曰：杀三
虫。陶弘景曰：疗尸虫。陈藏器曰：杀虫而止痢也。由此诸
说，则非胡粉能治虫乎？然则，粉，必胡粉，而似非米粉也。

《事物纪原》"轻粉"条曰：《实录》曰：萧史与秦缪公练飞云丹，第一转与弄玉涂之，名曰粉，即轻粉也，此盖其始也（《实录》乃《三仪实录》也）。是烧其水银者也。又，"胡粉"条曰：《墨子》曰：禹作粉。张华《博物志》曰：纣烧铅作粉，谓之胡粉。《续事》：始曰铅粉，即所造也。杶按：铅粉，盖粉铅之误。上二说虽出《实录》，盖诸家杂说，而非事实也。飞云丹之说，涉怪诞矣。或曰：粉，铅粉；或曰：粉，轻粉。虽然，古书单称粉者，多是米粉也。《益稷》曰：粉米，盖指其形状。《周礼·人职》曰：粉糍，况复从"米""分"声，则皆似指六米也。胡粉、轻粉，以其物似米粉，而得粉名矣。然则粉，非胡粉、轻粉，明矣。凡方书，曰胡粉，曰轻粉，曰粉铅，未尝见单呼粉者，今唯甘草粉蜜汤一方，《金匮》谓之粉与蜜，方名亦谓之粉蜜汤，故后世医者惑焉，或曰胡粉，或曰轻粉，或曰稻米粉。殊不知《千金方》《翼方》及《外台秘要》既谓之粱米粉，岂可不取征于三书乎？今略谓之粉蜜汤者，犹桂枝加桂汤之桂耶？况复试之粱米粉，最有效矣。由是观之，《金匮》方内，脱"粱米"二字，明矣。天下医者惑，则其证不治，可叹乎哉！

赤小豆

瓜蒂散。

上一方，赤小豆一分。

赤小豆当归散。

上一方，赤小豆三升。

此二方之外，用赤小豆之方皆非仲景之意，今不取焉。

胶　饴

大建中汤、小建中汤、黄芪建中汤。

上三方，胶饴各一升。

主治：胶饴之功，盖似甘草及蜜，故能缓诸急。

考　征

小建中汤证曰：腹中急痛。又曰：里急。又曰：妇人腹中痛。大建中汤证曰：上下痛而不可触近。黄芪建中汤证曰：里急。依此三方，则胶饴能治里急。夫腹中急痛、腹中痛，岂非里急矣乎？余故曰：胶饴之功，与甘草及蜜相似矣。

酒

八味丸、土瓜根散、赤丸、天雄散。

上三方，各酒服之。

下瘀血汤。

上一方，酒煮之。

品　考

中华造酒，与本邦造法不同，然试其功，又无所异矣。凡单呼酒者，皆用无灰清酒。

醇　酒

美清酒，同麻黄醇酒汤。

上一方，美清酒五升。

品　考

醇酒，乃美清酒，故云以美清酒煮。《汉书》师古注：醇酒不浇，谓厚酒也。按：厚酒者，酒之美者也，故曰美清酒。

清　酒

当归芎劳胶艾汤。

上一方，水酒合煮。

品　考

李时珍引《饮膳》标题云：酒之清者，曰酿。《说文》：酿，酘也。然则清酒，宜用平常所饮无灰清酒也。

法　醋

大猪胆汁导法。

上一方。

品　考

法醋，无所考，盖如法造酿之醋矣乎？成本无"法"字。

苦　酒

苦酒汤、黄芪芍药桂枝苦酒汤。

上二方，上方无升合，下方一升。

品　考

陶弘景曰：醋，亦谓之醯，以有苦味，俗呼苦酒。由此说，则苦酒是俗称。苏恭曰：醋有数种，惟米醋二三年者入药。杶按：此米者，是稻米。《释名》曰：苦酒。醇毒甚者，酢苦也。本邦所造，皆米醋，甚酽。今用之有功，其人必心烦不止。故黄芪芍药桂枝苦酒汤法曰：温服一升，当心烦，若心烦不止者，以苦酒阻故也。阻者，盖恶阻之阻也。用之必有心烦不止者，是其阻也。

美酒醯

黄芪芍药桂枝苦酒汤法后曰：一方用美酒醯代苦酒。然则美酒醯者，盖以美酒所造之醋矣。酢醋本谓之醯也，故《周礼》有醯人职，可考。

白　酒

栝蒌薤白白酒汤。

上一方，白酒七升。

栝蒌薤白半夏汤。

上一方，白酒一斗。

品　考

《周礼·酒正职辨》：四饮之物，三曰浆。郑玄曰：浆，今之酨浆也。陆德明《音义》：昨再反。《疏》云：此浆亦是酒类，故字亦从"酉"省。酨之言载，米汁相载，汉时名为酨浆。许慎《说文》"浆"字注云：浆，酢浆也。本作浆，从"水""将"，省声，今作浆。又，"酨"字注云：酨，酢浆也。从"酉""戋"声。《博雅》云：酨，浆也。师古亦云：酨，浆也。《礼记·内则》曰：浆水酨滥。郑玄注"浆"字曰酢酨。按：或曰酨浆，或曰酢浆，或曰白酒，皆是酒正所造之

浆也。《千金方》：白酒，作白醆浆，或作白醆酒。《外台秘
要》亦同，但指此方内白酒矣。夫谓之酒者，造酿之法大抵
与酒同，又以酒正所掌，故谓之白酒，或谓之白醆酒。盖白酒
者，白醆酒略称矣。李时珍《本草纲目·地水类》载浆水，
《释名》谓之酸浆，《兵部手集》谓之酸浆水，《产宝》亦同。
时珍今不载白酒、醆浆、白醆酒、白醆浆者，盖属脱误矣。但
薤白附方，引仲景栝蒌薤白白酒汤，又引《千金方》栝蒌汤
（即仲景栝蒌薤白半夏汤。白酒，作白醆浆），虽有白酒、白
醆浆之名，然本部不载之者，彼人未得知仲景用白酒之意也。
彼是一草医，但好本草家之言者也，不足深责之。唯注"醆"
字曰：醆，音"在"，酸浆也。是知醆之为酸浆，而不知浆水
之为白酒也。杶按：白酒，乃《大观本草·玉石部》浆水是
也。《周礼·酒正职》：浆，明矣。然则白醆浆、白醆酒、白
酒及醆浆、浆醆、酢浆、酸浆、醆酒，皆是浆之别名略称也。
造法详出于陈嘉谟《本草蒙筌》，时珍亦取嘉谟之法。虽然，
其造法不悉具，疑有脱误矣。近比问诸华客汪绳武曰：白酒即
白醆浆，原米之浓汁，以一倍之汁，加三倍之水冲入，作为白
酒矣。造法：用糯米浸一宿，蒸熟，候温，以白色曲末拌入缸
内，用稻草护暖，三日后成浆，入水，即成酒，气味甘苦。十
月间做者，名曰十月白，尤佳也。今按：此造法，与我邦呼为
甜酒者同法。或一夜而熟者，呼鸡鸣甜酒；或二三日而成者，

谓之醴酒也。造法大抵相似。呜呼！鞑清奸商所言，不足信焉，今唯存以备博物者一事云尔。

辨　误

仲景之方，始有白酒之名。晋唐以后，诸子方书及诸家本草，未尝有说白酒之功者，何哉？晋唐医人未知此物之功乎？诸家本草何其略之乎？又可疑耳。但李时珍《本草》所引《子母秘录》有栝蒌白酒治乳痈之方。此外，又无所见焉。余尝谓仲景氏之方法者，自王叔和撰次之后，历隋唐，至宋明而无有一人全执之者，如何？则我今以其药物与病证知之。曰：何以知之乎？曰：夫仲景尝用䗪虫，而诸家医书未尝见用其方者；仲景尝用白蔹酒，而诸家本草未尝论及此物；仲景尝治妇人脏燥，有甘草小麦大枣汤，而古今诸家未尝知其证之治法，则不能用此方；仲景尝治胸痹，有白蔹酒二汤，而天下医者未尝知胸痹证候，则不能用白蔹酒二方。然则两千年来，不能全执仲景方法也，我今于是乎知之。呜呼！吾党小子，幸依东洞翁之德，而得全执仲景方法，岂可不谓天之宠灵乎哉？夫白蔹酒之功之湮灭也久乎哉？诸家本草，唯载浆水于水部，而不知为造酿之物，故不载之造酿部，而载之地水部。《大观本草》又误载之玉石部，亦可笑哉。浆水与酒酢实为造酿物矣。若其以地水造之而载之水部，则酒酢亦当载之水部。盖本草之谬，往往如此。

考 征

栝蒌薤白白酒汤证曰：胸痹之病，喘息，咳唾，胸背痛，短气。栝蒌薤白半夏汤证曰：胸痹，不得卧，心痛彻背。因此二方之证，则白酒能治胸背及心痛、烦闷。夫前方之证轻，而后方之证重，其义如何？则凡胸痹之为病，喘息、咳唾、胸背痛、短气是也。今其痛甚，而心痛彻背，则其证为重。故前方者白酒七升，而后方为一斗，宜以此分别其轻重而已。

浆 水

矾石汤。

上一方，浆水煮之。

蜀漆散、半夏干姜散、赤小豆当归散。

上三方，浆水服之。

清浆水

枳实栀子豉汤。

上一方，以清浆水煮之。

品　考

浆水、清浆水二品，俱与白酒同物。清者，盖取其清者。

辨　误

　　古今医人，不知白酒、白截浆、白截酒、浆水、清浆水皆为同物，遂无一人解其品物者，是不能手自使用仲景之方也，可胜叹乎！凡仲景之方，非仲景所自制之方也，盖撰用古人之成方，而取其纯粹者也。故如附子、乌头、天雄本是同根一物，而或曰附子汤，或曰乌头煎，或曰天雄散，是仲景取古人各各所称之方，以不改其名，而使用之者也。是以此一浆，而或谓白酒，或谓浆水，或谓清浆水，如彼醯酢、苦酒亦然，皆因古人所称，而唯取其方治而已，无复异论。医者其思诸。

白　饮

　　牝蛎泽泻散、五苓散、半夏散。
　　上三方，皆白饮服之，其余皆云"饮服"。

品　考

　　白饮，盖白汤。或云：无所考。

辨　误

凡曰饮，曰白饮，盖一物矣。然此三方，但谓白饮服之者，必有所异乎？然《金匮要略》茵陈五苓散服法曰"先食饮方寸匕"者，盖"饮"字上脱"白"字，"饮"字下脱"和服"二字，《外台秘要》可考。若夫饮者，是四饮六饮之饮。则《周礼》酒正，有清、医、浆、酏。膳夫职有六，清水、浆、醴、醇、医、酏，乃六饮也。而饮皆寒饮，故食医职曰饮。"齐眠冬时"注曰：饮宜寒。由此诸说，则单称饮者，及称白饮者，岂此四饮六饮之谓矣乎？又，膳夫职食饮，注曰：食，饭也；饮，酒、浆也。则是又单称饮者，恐酒、浆二物之谓乎？虽然，如此散方，岂以酒、浆二物而互服之乎？又按：饮及白饮，疑俱是白酒之谓欤？又谓之白汤，亦无所征焉，俟他日考订。

饮

葵子茯苓散、猪苓散、栝蒌瞿麦丸、半夏麻黄丸、干姜人参半夏丸、排脓散、麻子仁丸、防己椒目葶苈大黄丸、桔梗白散、蒲灰散、滑石白鱼散、蜘蛛散、当归贝母苦参丸。

上十三方，皆谓饮服。《三国志·华佗传》曰：便饮麻沸散，须臾便如醉死。然则饮者，乃服散之义乎？又汤水饮散之谓乎？考见上。

暖　水

五苓散服法，暖水，盖温暖之汤矣。

辨　误

五苓散服法曰：白饮服之。或云：白饮是白汤，白汤是热汤，热汤是暖水。若其说是，则何谓服以白汤，助以暖水乎？按：白汤是热汤之谓，而暖水是温暖之汤矣，殊不知一汤而分以二名乎哉？

沸　汤

文蛤散。

上一方，以沸汤服之。

麻沸汤

大黄黄连泻心汤、附子泻心汤。

上二方，以麻沸汤渍之。

品　考

沸汤、麻沸汤，并是热汤，出于《本草纲目》。

鸡子白

苦酒汤。

上一方。

鸡子黄

排脓散、黄连阿胶汤。

上二方。

鸡屎白

鸡屎白散。

上一方。

马通汁

柏叶汤。

上一方。

品　考

《大观本草》云：屎名马通。按：屎，即白马屎，绞取其汁，故曰马通汁。

猪　膏

猪膏发煎。

上一方。

猪　脂

雄黄葶苈方。

上一方。

品　考

猪膏、猪脂本是一物。《说文》曰：戴角者脂，无角者膏。是但注其字耳。《内则》曰：脂用葱，膏用薤。郑玄曰：脂，肥凝者。释者曰：膏，则猪脂。猪膏者，宜以凝释分之。

猪　肤

猪肤汤。

上一方。

品　考

《礼运》曰：肤革充盈。《疏》云：肤是革外之薄皮，革是肤内之厚皮。然则猪肤者，猪之外肤也。

猪　胆

大猪胆汁导法、白通加猪胆汁汤、四逆加猪胆汁汤。

上三方。

品　考

仲景之用猪胆，唯三方，皆用其汁，是乃生猪胆汁也。非以干者为汁用之。本邦不畜猪，无所得其生猪胆矣，庶以干猪胆为汁用之亦可乎？

獭　肝

獭肝散。

上一方。

品　考

獭，乃水獭。

羊　胆

四逆加猪胆汁汤。

上一方，方后云：如无猪胆，以羊胆代之。

羊　肉

当归生姜羊肉汤。

上一方。

蜘　蛛

蜘蛛散。

上一方。

品　考

罗愿曰：蜘蛛布网于檐四隅，状如罾，自处其中，飞虫有触网者，辄以足顿网，使不得解，乃此物也。其余不入药。

蛴　螬

大䗪虫丸。

上一方。

品　考

邢昺曰：在粪土者，名蛴螬。陈藏器曰：蛴螬，身短，足长，背有毛节，入秋化为蝉是。

白　鱼

滑石白鱼散。

上一方。

品　考

东洞翁曰：白鱼，即白鲤鱼。李时珍引刘翰曰：白鱼生江湖中，色白，头昂，大者长六七尺。按：《史记·周纪》"白鱼跃入于王舟"者，即此物。

互　考

《大观本草》云：白鱼，甘平无毒，主去水气。大者六七尺，色白，头昂，生江湖中是，乃《开宝本草》宋·马志之说也。然白鱼之名，出于《周纪》，由来久矣。《广韵》"鲚"字注云：鲚，居夭切。《集韵》：举夭切，音"矫"，白鱼别名。李时珍云：白鱼，《释名》鲚鱼，音"乔"，白，亦作"鲅"。白者，色也；鲚者，头尾向上也。鲅，《唐韵》旁陌切，音"白"。《博雅》：鲅，鲚也。《字书》：皆以为鲚。《说苑》"宓子贱阳桥鱼"之"桥"，《说苑》及《尔雅翼》等皆作"桥梁"之"桥"，《字书》何以改"桥"为"鲚"，从

"鱼"乎？阳桥，本鲁地名，"桥""鲹"，竺音"乔"，夫以所生阳桥之水之鱼名鲹乎？未知何是。《说文》《韵会》俱无"鲹"字。《玉篇》：鲹，奇兆切，白鱼也。《字书》盖由《玉篇》以为阳桥鱼之鲹乎？若由《说苑》阳昼之言，则此白鱼者，其为鱼薄而不美者欤？由此观之，白鱼之名，本出于《周纪》。跃入于王舟者，岂指衣书中白鱼乎？李时珍曰：形窄，腹扁，鳞细，头尾俱向上，肉中有细刺。武王白鱼入舟，即此。我肥藩江河中有此物，其形大抵似鲤，曰白鲤鱼，其味薄而不甚美，能利水愈肿，用之有效，渔人取而弃之，又非鲤类，疑此物真白鱼矣乎？俟后日试效。

衣中白鱼

《尔雅·释虫》：蟫，白鱼。郭璞注：今衣书中虫，一名蛃鱼，《别录》及《图经》《千金翼方》亦同。《千金方》《外台秘要》或曰衣中白鱼，或曰书中白鱼，又单称白鱼。虽然，《本经》未尝以白鱼为本名，则古方所谓白鱼者，是必鱼部白鱼，非衣书中白鱼矣。况又虫而得鱼名者，以其形稍似鱼，其尾又分二歧，故得蟫及蛃鱼、壁鱼、蠹鱼之名。虽然，但不可单以白鱼为本称也。后之用此者，能治小便不利，则益以衣中白鱼为古方白鱼矣。滑石鱼散证曰：小便不利。此方本载于《金匮要略》"小便利淋篇"内，则盖淋家小便不利者主之。

《本草》：衣鱼，主治小便不利。《别录》疗淋，附方又载此方，主治小便不通。然则诸家皆以衣鱼为白鱼，明矣。虽然，此方内白鱼，未可知衣中白鱼否？并存此二物，以俟后之考订试效。

辨　误

凡药方内，有不以本名称，而以异名呼之者，不欲使人知其物也，是皆后世医家之陋也。独仲景之方，无以异名称之者，如彼乌头、附子、大雄，则以其年数形状称之；如彼芒硝、硝石、朴硝，则以其制之精粗，功之缓急取之；如彼白蔹酒、浆水，则以诸家所称之名呼之，或以诸家所传之方录之，盖无异义。按：仲景撰用诸家之方，未尝变其方名，依其所称而取之耳。然则如此，白鱼散当须依其本名矣。由是观之，白鱼者，盖非衣中白鱼，明矣。明者其审诸。

文　蛤

文蛤汤、文蛤散。

上二方，文蛤各五合。

考　征

文蛤汤证曰：渴欲得水，而贪饮者。文蛤散证曰：意欲饮水，反不渴者。又曰：渴欲饮水不止者。据此二方证，则文蛤者，不问渴、不渴，能治意欲饮水者。

品　考

《唐本草》注曰：文蛤，大者圆三寸，小者圆五六分，非海蛤之类也。杶按："圆"字疑"围"字之误矣。蜀本《图经》云：背上斑文者，三月中旬采。陈藏器曰：文蛤，未烂时，壳犹有文者。杶又按：蛤蜊之小而有紫斑者是也。

雄　黄

雄黄熏方、疳虫蚀齿方。

上二方。

品　考

凡雄黄者，以鸡冠色莹英者为上品，诸家本草可考。

矾　石

矾石丸、硝石矾石散、矾石汤。

上三方。

品　考

矾石，白而莹净明亮者为上品。一种自然生者，如柳絮，名柳絮矾，为最上品。我藩阿苏山垂玉温泉，多产此物。

戎　盐

茯苓戎盐汤。

上一方。

品　考

戎盐，即青盐，说详于诸家本草，可考。

辨　误

李时珍《本草》附方引此方，曰：小便不通，戎盐汤，用戎盐弹丸大一枚，茯苓半斤，白术二两，水煎服之。仲景《金匮》方云云。按：《金匮要略》作小便不利。夫不利与不通，其证不同。不利者，虽少少利之，亦不快利之谓也；不通者，决不通利之谓也。即小便闭是也。故仲景于此方，谓之不利，而不谓之不通也。今考其病证，有所不同者，又"戎盐汤"上脱"茯苓"二字，唯分两不异而已。至谓水煎服之，则略其煮法，何其疏漏乎？又云：仲景《金匮要略》方。夫时珍之取仲景之方，往往如此，或云张仲景《金匮要略》，或云《金匮玉函方》，引其书名亦不一定，录其煮法亦多略之。至如略引其书，则无害于治，今略其煮法、服度，则恒医苟取其法以施之病人，岂惟不无益其病，而大害于其治矣。时珍之作《本草》也，其疏漏亦往往如此。况至于品目，其庶物亦自有阙略失其真者，天下医人，何其心醉彼人矣乎。

云　母

蜀漆散。

上一方。

禹余粮

赤石脂禹余粮汤。

上一方。

辨　误

宋版《伤寒论》，赤石脂禹余粮汤方曰：太一禹余粮。此方宜用禹余粮也，"太一"二字，后人妄添，说详于诸家本草。

代赭石

旋覆花代赭石汤。

上一方。

品　考

赭石，本出于代州者为上品，故得代赭石名，犹蜀椒、川芎。若得赤绛青色，如鸡冠有泽者，宜供治材，不必代州之物矣。

真　朱

赤丸。

上一方，此方内真朱为色，故得赤丸之名。

品　考

真朱者，即丹砂。丹砂，即朱砂也。陶弘景曰：作末名真朱，即今辰砂也。凡以辰州物为良，故得辰砂之名，犹代赭石矣。

辨　误

和医多不分朱砂与银朱，并呼为辰砂，往往用之大误病人。银朱本出于水银，最有毒，可不辨乎哉？

黄　丹

柴胡加龙骨牡蛎汤。

上一方。

品　考

黄丹，即铅丹。

白　粉

蛇床子散、猪肤汤。

上二方。

品　考

白粉，即铅粉，今胡粉也。《释名》曰：胡粉，胡糊也，脂和以涂面。《本草》"粉锡"条可考。

黄　土

黄土汤。

上一方。

品　考

黄土，即灶中黄土。

苦　参

当归贝母苦参丸、三物黄芩汤。
上二方。

狼　牙

狼牙汤、乌头赤石脂丸。
上二方。

品　考

狼牙，即《本草·草部》狼牙草。

辨　误

后世以狼兽之牙充之者，非也。岂有以狼兽牙汁，沥阴中之疮之理乎？

蒲　灰

蒲灰散。

上一方。

品　考

蒲灰，诸家本草无所见焉，是盖香蒲草机上织成者，《别录》方家烧用是也。李时珍《本草》：蒲席附方载此方。

苇　茎

苇茎汤。
上一方。

品　考

苇茎，乃芦苇之茎，去叶者也。《外台秘要》作锉苇，又引仲景《伤寒论》云"苇叶切，一升"，然则茎、叶俱用之。

知　母

白虎汤、白虎加人参汤、白虎加桂枝汤、酸枣汤。
上四方。
主治：烦热。

考　征

白虎汤证曰：表有热。又曰：里有热。白虎加人参汤证曰：大烦渴。又曰：表里俱热，舌上干燥而烦。又曰：发热。
又曰：身热而渴。酸枣汤证曰：虚烦。今由此诸证，则知母能
治烦热。

麦门冬

麦门冬汤、竹叶石膏汤。

上二方。

蛇床子

蛇床子散。

上一方。

麻子仁

麻子仁丸。

上一方。

品　考

麻子仁，疑非今大麻、火麻之类，别有考，不赘于此。

土瓜根

土瓜根散、土瓜根导法。

上二方。

辨　误

土瓜根散，《脉经》作王瓜根散。《本草》或云土瓜，或云王瓜。《礼记·月令》作"王瓜生"，《吕氏春秋》作"王善"，《淮南子》亦作"王瓜"，则"土"字盖"王"字之讹也，宜呼王瓜根散。

品　考

王瓜，其壳径寸，长二寸许，上圆下尖，秋冬间熟，红赤色，子如螳螂头者是也。

干苏叶

半夏厚朴汤。

上一方。

葱　白

白通汤、白通加猪胆汁汤。

上二方。

败 酱

薏苡附子败酱散。

上一方。

品 考

败酱，后世或以白花者为真物。然今以黄花者试之有效，故我们不取白花者。

瓜 子

大黄牡丹汤。

上一方。

品 考

瓜子，用甜瓜子仁，今或权用冬瓜子。

瓜 瓣

苇茎汤。

上一方。

品　考

瓜瓣，乃瓜瓢。《说文》：瓣，瓜中实也。

莞　花

小青龙汤。

加减法内有莞花，本方无所用之。

瞿　麦

栝蒌瞿麦丸。

上一方。

薯　蓣

八味丸、栝蒌瞿麦丸。

上二方。

商　陆

牡蛎泽泻散。

上一方。

海　藻

同上。

上一方。

葵　子

葵子茯苓散。

上一方。

品　考

凡方称葵子者，即冬葵子。

干　漆

大䗪虫丸。

上一方。

皂　荚

桂枝去芍药加皂荚汤、皂荚丸。

上二方。

蜀 椒

大建中汤、乌梅丸。

上二方。

椒 目

防己椒目葶苈大黄丸。

上一方。

乌 梅

乌梅丸。

上一方。

秦 皮

白头翁汤、白头翁加甘草阿胶汤。

上二方。

柏 皮

白头翁汤、白头翁加甘草阿胶汤、栀子柏皮汤。

上三方。

山茱萸

八味丸。

上一方。

柏　叶

柏叶汤。

上一方。

品　考

凡药方内称柏叶者，皆用今侧柏叶。

竹　叶

竹叶石膏汤。

上一方。

品　考

凡方内称竹叶者，用淡竹叶也。诸竹亦可补其阙。

竹　茹

橘皮竹茹汤。

上一方。

品　考

凡方内称竹茹者，用淡竹之茹。若无，则诸竹亦可权用。

乱　发

猪膏发煎、滑石白鱼散。

上二方。

人　尿

白通加猪胆汁汤。

上一方。

上七十又八品，仲景一二方剂俱使用之，故无所取其征者。如彼粳米之于白虎汤、附子粳米汤、竹叶石膏汤、麦门冬汤七证也，小麦之于甘草小麦大枣汤证也，赤小豆之于瓜蒂散证也，胶饴之于大小建中汤二证也，鸡子白之于苦酒汤证也，

矾石之于矾石丸、硝石矾石散、矾石汤三证也，土瓜根之于土
瓜根散证也，干苏叶之于半夏厚朴汤证也，瓜子、瓜瓣之于大
黄牡丹皮汤、苇茎汤二证也，皂荚之于皂荚丸、桂枝去芍药加
皂荚汤二证也，蜀椒之于大建中汤证也，秦皮、白头翁、柏皮
之于白头翁汤二方证也，山茱萸、薯蓣之于八味丸证也，是所
以其日用试效者也。虽然，皆在于成方妙用如何而已，不必在
于取一味，一味之功则又无所以取其征者。故东洞翁于此七十
余品，盖阙如。但粳米之于方也，凡七首，此物之于民食也，
其美与锦比焉，其功亦所以最大者，故又治其疾病亦多其功。
而《本草》不载此物者，何哉？唯陶弘景《别录》始载粳米
治病之功，曰：益气、止烦、止渴、止泄。不过此四功也。盖
仲景之用粳米也，白虎汤三方证，曰大烦渴，或曰舌上干燥而
烦，欲饮水数升，或曰口燥渴，或曰渴欲饮水，口干舌燥，或
曰热，骨节疼烦；竹叶石膏汤证曰逆欲吐；麦门冬汤证曰大逆
上气。大逆者，上逆也，上逆则必烦渴，烦渴则舌上必干燥，
是粳米有止烦、止渴之功也。桃花汤证曰下利，又曰下利不
止，附子粳米汤又能治腹痛下利，是粳米有止泄之功也。故陶
弘景尝见此数方之证，以为粳米止烦、止渴、止泄也。益气
者，是其家言，非疾医之事矣。近世称古方家者，以为民生常
食之物，安能治彼病毒矣乎？是未知粳米之功，取征于此七方
也。夫粳米若作谷食，则实为氓民生命，作之药物，则又足以

为治病大材。犹生姜、大枣作之菜果，则足以养性；作之药物，则大有力于治病毒也。虽然，仲景之用粳米也，有其主治，未可悉知者，唯存而不论亦可也。《肘后方》有粳米一味治卒腹痛之方，由此观之，又附子粳米汤之治腹中雷鸣切痛，桃花汤之治下利腹痛，亦似偏取粳米之功矣，犹小麦之治急也。如彼白薮酒，则中华人家常所造酿者也，经日易损，故不能久藏畜之。我邦饮物，未尝用白薮酒矣，故无敢造酿者。假令医家虽欲常藏畜之，未能每每造酿之，则岂得备于不虞矣乎？苟亦每每造酿之，不堪其费之多也，故若遇胸痹之病，则白薮酒其何所取之？是我古方家之所叹也！呜呼！皇和与中华土宜之所然也，我其无如之何而已。此外若有往往试之者，俟他日之论定考征云尔。

安永戊戌初夏十二日
《药征续编》附录终